人工膝关节翻修

——原因、评估与病例分析

主　编　唐杞衡　周一新

副主编　郭盛杰　翟晓慧　翟　伟

编　者（按姓氏笔画排序）

马　宁　尹星华　刘文斐

宋　洋　周一新　姚晓东

郭盛杰　唐杞衡　翟　伟

翟晓慧

北京大学医学出版社

RENGONG XIGUANJIE FANXIU—YUANYIN, PINGGU YU BINGLI FENXI

图书在版编目（CIP）数据

人工膝关节翻修：原因、评估与病例分析 / 唐杞衡，周一新主编 .-- 北京：北京大学医学出版社，2018.4

ISBN 978-7-5659-1784-4

Ⅰ.①人… Ⅱ.①唐… ②周… Ⅲ.①人工关节—膝关节—移植术（医学）Ⅳ.① R687.4

中国版本图书馆 CIP 数据核字 (2018) 第 064173 号

人工膝关节翻修——原因、评估与病例分析

主　　编：唐杞衡　周一新

出版发行：北京大学医学出版社

地　　址：（100191）北京市海淀区学院路 38 号　北京大学医学部院内

电　　话：发行部 010-82802230；图书邮购 010-82802495

网　　址：http://www.pumpress.com.cn

E－mail：booksale@bjmu.edu.cn

印　　刷：北京佳信达欣艺术印刷有限公司

经　　销：新华书店

责任编辑：冯智勇　　　责任校对：金彤文　　　责任印制：李　啸

开　　本：710 mm × 1000 mm　1/16　印张：7.75　字数：124 千字

版　　次：2018 年 4 月第 1 版　2018 年 4 月第 1 次印刷

书　　号：ISBN 978-7-5659-1784-4

定　　价：65.00 元

前　言

我们写作此书是为了呈现向成功学习不到的知识与技能。

北京积水潭医院自 20 世纪 50 年代就开展了人工关节置换手术和相关研究工作，迄今在该领域积累了丰富的经验。在人工关节翻修的临床实践中，我们深切地感受到，与提高手术技术和选择翻修假体同样重要的是认识人工关节失败的原因。如果不了解人工关节失败原因，就无法通过翻修手术解决问题。因此，本书编写的主要目的是帮助相关专业医生提高对人工关节翻修原因的认知和诊断能力，在此基础上，有助于提高翻修手术效果并加深对初次关节置换的理解。

本书第一章主要探讨人工膝关节翻修的原因。不同历史时期人工膝关节的失败模式并不一样。本章陈述了常见的失败模式、分类及特点。近 20 年来，人工膝关节翻修的主要原因也发生了变化。本章提供了历史和最近的数据，包含了人工关节登记系统和临床研究数据；既有西方国家数据，也有亚洲国家数据。

在第二章中，着重论述人工膝关节翻修术前评估思路和方法。遵循医学诊断基本原理，人工膝关节翻修术前评估内容包括病史、查体、实验室检查和影像学检查。本章重点介绍临床上常用、实用、相对成熟和经济的检查方法及检查要点。

从第三章至第九章，重点讨论人工膝关节翻修的主要原因，包括：假体磨损、假体松动、假体周围感染、不稳定、僵直、伸膝装置问题和假体周围骨折。每章以 2~3 个典型病例分析的形式，帮助读者练习诊断流程，掌握常见的实验室指标及影像学表现。在每章开始对该类失败模式做简明扼要的介绍以扩展知识面。

国家食品药品监督管理总局在国家药品安全"十二五""十三五"规划中，均部署开展了100个医疗器械品种安全性重点监测工作。人工关节作为监测品种之一，由北京市食品药品监督管理局组织实施重点监测工作。监测工作发现，人工膝关节翻修原因包括医疗因素、患者自身因素和假体因素。当前，我国已建立了医疗器械不良事件监测制度。临床医生发现医疗器械不良事件，及时报告监管部门，可以促进产品改进，减少类似不良事件发生。感谢北京市食品药品监督管理局、北京市药品不良反应监测中心对本书编写与出版的支持。

唐杞衡　　周一新

目　　录

第一章　人工膝关节翻修原因

人工膝关节置换术主要用于治疗严重的膝关节骨关节炎、类风湿关节炎、创伤性关节炎等膝关节疾病，可以有效地缓解疼痛、纠正畸形和改善膝关节功能。人工膝关节假体的远期生存率也有了很大的提高。大多数国家人工关节注册系统数据显示，人工膝关节假体10年的生存率约为95%[1]。

但是，人工膝关节置换术后也会因各种原因失败，需要再次手术翻修。

一旦人工膝关节失败需要翻修，其后果和影响巨大。对病人而言，人工膝关节翻修意味着再次或数次手术的痛苦、手术的风险、术后膝关节功能障碍等，严重的病例需要进行膝关节融合手术甚至截肢手术。对医生而言，人工膝关节翻修意味着技术上的挑战，病人的不满意、再入院、住院日延长等。此外，人工膝关节翻修手术还意味着巨额的医疗费用。2005年至2006年期间，美国人工关节置换翻修平均费用为49 360美元。而到了2009年至2013年期间，人工膝关节翻修平均费用高达75 028美元[2]。

当前，人工膝关节置换手术数量大、增长快。研究预测，美国2030年的人工膝关节置换手术量将会比2005年的膝关节置换手术量增长673%，而2030年的人工膝关节翻修手术量将会比2005年的翻修手术量增长601%[3]。如前所述，由此带来的医疗和社会经济问题也将日益凸显。

为了更好地解决人工膝关节置换失败和翻修问题，就必须研究人工膝关节置换术后为什么会失败。人工膝关节置换术后失败的机制是多方面的，可能来自于病人，可能来自于假体设计与材料，还可能来自于手术技术。如果不了解人工膝关节置换术后有哪些原因会导致失败，就无法在膝关节翻修手术中解决问题，翻修术后很难获得良好的效果。一定要记住，翻修手术是对初次手术的改善、修正与提高，而不是简单的重复初次手术。

一、人工膝关节失败常见模式

初期的人工膝关节置换手术，由于假体材料、假体设计、手术工具和技术等尚不成熟，出现了较多的早期失败。20世纪70年代，Freeman等分析了 Freeman-Swanson 膝关节假体自1970年至1975年期间的临床使用情况[4]。研究发现，虽然该手术可以缓解膝关节疼痛、控制膝关节不稳定、纠正严重的畸形并增加膝关节活动范围，但临床结果不一致，也存在并发症和失败。常见的失败模式为：胫骨假体下沉和松动；术后髌骨疼痛很常见，有时甚至需要髌骨切除手术；聚乙烯表面损坏，可能与骨水泥残留有关；由于手术工具的限制，无法获得准确的膝关节力线纠正和稳定性控制。Cameron 等研究了1969年至1978年期间的700例人工膝关节置换手术[5]。结果显示13.4%的人工膝关节发生了失败，需要再次手术。初次膝关节置换至失败的平均时间为4.7年。失败的原因包括：感染、髌骨撞击、髌骨脱位、聚乙烯磨损、韧带不平衡、韧带断裂、旋转半脱位、前后不稳定、假体断裂和假体松动。假体松动主要发生在胫骨侧，表现为胫骨假体下沉或向各个方向倾斜。

此后，人工膝关节假体设计和材料有了很大的改进，膝关节假体的一些关键设计理念和膝关节置换的主要手术原则获得共识。主流的人工膝关节假体一般在胫骨侧为聚乙烯垫片和金属托组配假体，在股骨侧为包括后髁、远端和滑车的一体假体，同时提供了髌骨表面置换假体。手术因素对膝关节置换术后稳定性、畸形、活动受限、感染和松动等膝关节失败的影响最大，而假体的选择已不是最重要的影响因素了。Moreland 总结了人工膝关节的失败原因，认为最常见的失败原因是假体松动，其次是不稳定，其他的失败原因包括：感染、伸膝装置缺陷、活动受限、假体周围骨折和假体断裂[6]。不同的失败原因有各自的特点。

假体松动：是人工膝关节远期失败的主要原因。人工膝关节假体设计与假体松动密切相关。早期的人工膝关节假体有更多的限制性，相对容易松动。人工膝关节假体松动的另一个重要原因与下肢力线不良、假体偏心负荷有关。此外，假体固定技术不佳（无论是骨水泥型还是非骨水泥型假体）、假体过度负荷、聚乙烯磨损及骨溶解等均是人工膝关节假体松动的相关因素。

不稳定：人工膝关节置换术后不稳定可以发生于胫股关节或髌股关节。胫股关节不稳定可以是内外方向或前后方向，可以发生于伸膝位或屈膝位。导致膝关节置换术后不稳定的原因有很多，最重要的是膝关节置换术中的截骨和软组织平衡技术。

感染：是人工膝关节置换术后灾难性的并发症。只有少数情况下可以保留假体，通过清创和抗生素治疗来控制感染。大多数的感染需要膝关节假体翻修。

伸膝装置缺陷：也是人工膝关节置换术后严重并发症之一。股四头肌麻痹、股四头肌腱断裂、髌骨骨折、髌韧带断裂等均会引起伸膝装置功能缺失，膝关节功能严重受损。

活动受限：人工膝关节置换术后活动受限会影响膝关节的功能和日常活动。各种原因引起的膝关节疼痛会使病人畏惧膝关节功能锻炼，从而影响膝关节的活动度。股四头肌挛缩、伸膝装置与股骨粘连等会引起膝关节屈膝受限。此外，人工膝关节假体设计、假体位置、假体大小等均会影响膝关节的屈曲或伸直活动。

假体周围骨折：包括股骨骨折、胫骨骨折和髌骨骨折。假体周围骨折以股骨髁上骨折多见，往往与手术操作、假体位置、尺寸选择等有关。

假体断裂：人工膝关节假体断裂比较少见，主要见于早期的胫骨平台金属托或髌骨假体金属托断裂。

在分析人工膝关节失败原因时，应该系统、全面和有效。Vince 将人工膝关节置换术后的失败模式分为 8 类：感染、伸膝装置缺陷、僵直、胫股关节不稳定、髌骨轨迹不良、假体松动、假体周围骨折和假体损坏[7]。第 1 类是感染，诊断依据骨骼肌肉系统感染协会制定的假体周围感染诊断标准。第 2 类是伸膝装置缺陷，指伸膝装置功能丧失（如伸膝装置断裂）或效能减低（如髌骨切除术后）。第 3 类是僵直，指膝关节缺乏合理的活动范围，可以通过明确的数据来界定（如膝关节屈曲小于 75°），也可以让患者来判断自己的膝关节是否存在不可接受的活动受限。膝关节僵直可以表现为屈膝困难或伸膝受限。第 4 类是胫股关节不稳定，主要指膝关节结构上的不稳定，其原因在于：软组织不平衡、过度负荷或假体位置、尺寸不恰当。胫股关节不稳定可以进一步分为：内外不稳定、屈曲位不稳定、屈曲挛缩、膝反弓等。第 5 类是髌骨轨迹不良，表现为髌骨脱位或半脱位。往往伴有股骨、胫骨假体的位置异常或旋转异常。第 6 类是假体松动，可以是骨溶解所致，也可由于非骨水泥假体骨长入不佳。第 7 类是假体周围骨折，根据骨折类型及假体有无松动，行骨折复位固定手术或翻修手术。第 8 类是假体损坏，指聚乙烯磨损、假体断裂或结构破坏。其他不明原因的疼痛归属于诊断不明确，是膝关节翻修手术的禁忌证，需要进一步评估。

二、人工膝关节翻修主要原因

近 20 年来，人工膝关节置换术取得了很大的进步。人工膝关节置换的人群特点与前不同了，假体的设计和材质与早期的膝关节假体相比也有了很大的不同，膝关节置换手术工具更加精准，手术技术不断改进。相应的，人工膝关节失败机制和翻修原因也发生了变化。

Sharkey 等分析了美国单一中心 1997 年至 2000 年期间 212 个人工膝关节翻修数据 [8]。结果显示，人工膝关节翻修的原因有：聚乙烯磨损（25%）、无菌性松动（24.1%）、不稳定（21.2%）、感染（17.5%）、僵直（14.6%）、力线不正或假体位置不正（11.8%）、伸膝装置缺陷（6.6%）、髌骨缺血性坏死（2.8%）、假体周围骨折（2.8%）和髌骨再次手术置换（0.9%）。人工膝关节翻修的主要原因是聚乙烯磨损和无菌性松动。初次膝关节置换术 2 年以内翻修的主要原因是感染，而初次膝关节置换术 2 年以后翻修的主要原因是聚乙烯磨损。十余年后，Sharkey 等再次分析了该中心 2003 年至 2012 年期间 781 个人工膝关节翻修数据 [9]。此次研究显示，人工膝关节翻修的主要原因是无菌性松动（39.9%）和感染（27.4%），聚乙烯磨损不再是人工膝关节翻修的主要原因。感染仍然是初次膝关节置换术 2 年以内翻修的主要原因，而无菌性松动成为初次膝关节置换术 2 年以后翻修的主要原因。其他翻修原因有：不稳定（7.5%）、假体周围骨折（4.7%）、僵直（4.5%）、聚乙烯磨损（3.5%）。

一项大样本量研究，使用美国全国住院病人样本（National Inpatient Sample，NIS）数据库，分析了美国 2009 年至 2013 年期间 337 597 个人工膝关节翻修数据 [2]。研究证实，感染是目前人工膝关节翻修术最为常见的原因，占 20.4%；其次是机械学松动，占 20.3%。其他的翻修原因有：脱位（7.5%）、关节面磨损（3.2%）、假体断裂（3.0%）、假体周围骨溶解（2.6%）、假体周围骨折（1.4%）等。

英格兰、威尔士和北爱尔兰人工关节注册系统 2004 年第 1 次年报中，无菌性松动翻修占 41.4%，感染翻修占 18.4%；而在 2014 年第 11 次年报中，无菌性松动翻修占 32.0%，感染翻修占 22.0%。瑞典人工关节注册系统

1999 年第 1 次年报中，无菌性松动翻修占 43.6%，感染翻修占 11.2%；而在 2014 年第 13 次年报中，无菌性松动翻修占 26.0%，感染翻修占 22.0%。澳大利亚人工关节注册系统 2000 年第 1 次年报中，无菌性松动翻修占 40.3%，感染翻修占 9.1%；而在 2014 年第 14 次年报中，无菌性松动翻修占 32.7%，感染翻修占 17.4%[10]。上述不同国家和地区的人工关节注册系统数据均显示，近 10 余年来，因膝关节置换术后感染而翻修的比例在增加，因无菌性松动而翻修的比例在减小。

在亚洲国家，由于人工膝关节置换病人的年龄、生活方式、膝关节形态等与西方国家不一样，人工膝关节置换术后失败的原因可能也不一样。Kasahara 等分析了日本 2006 年至 2011 年期间 5 个医院共 140 个人工膝关节翻修数据[11]。结果显示，人工膝关节翻修的原因包括：松动（40%）、感染（24%）、磨损与骨溶解(9%)、不稳定（9%）、假体失败（6%）、假体周围骨折（4%）和其他原因（8%）。研究表明，人工膝关节翻修最常见的原因是无菌性松动和感染，无菌性松动翻修的比例高于西方国家。而 Kleos 韩国研究组进行了一项韩国多中心研究，调查了韩国 2008 年至 2012 年期间 19 个中心 634 个人工膝关节翻修数据[12]。研究显示，人工膝关节置换术后失败的原因有：感染（38%）、松动（33%）、聚乙烯磨损（13%）、不稳定（7%）和僵直（3%）。人工膝关节失败的主要原因仍然是感染和松动。从年度变化趋势来看，感染翻修的比例在下降，而松动翻修的比例有所增加。

北京积水潭医院 2010 年以来人工膝关节翻修数据显示，人工膝关节翻修的主要原因是感染（41.6%），其次是无菌性松动（24.8%）。聚乙烯磨损不是人工膝关节翻修的主要原因。初次膝关节置换术 2 年以内翻修的主要原因是感染和僵直，而初次膝关节置换术 2 年以后翻修的主要原因是松动和感染。

参考文献

1. Niinimäki TT. The reasons for knee arthroplasty revisions are incomparable in the different arthroplasty registries. Knee.2015 Mar; 22(2): 142-144.
2. Delanois RE, Mistry JB, Gwam CU, Mohamed NS, Choksi US, Mont MA. Current epidemiology of revision total knee arthroplasty in the United States. J Arthroplasty. 2017 Sep; 32(9): 2663-2668.
3. Kurtz S, Ong K, Lau E, Mowat F, Halpern M. Projections of primary and revision hip and knee

arthroplasty in the United States from 2005 to 2030. J Bone Joint Surg Am. 2007 Apr,89(4): 780-785.

4. Freeman MA, Todd RC, Bamert P, Day WH. ICLH arthroplasty of the knee: 1968-1977. J Bone Joint Surg Br. 1978 Aug; 60-B(3): 339-344.

5. Cameron HU, Hunter GA. Failure in total knee arthroplasty: mechanisms, revisions, and results. Clin Orthop Relat Res. 1982 Oct; (170): 141-146.

6. Moreland JR. Mechanisms of failure in total knee arthroplasty. Clin Orthop Relat Res. 1988 Jan; (226): 49-64.

7. Vince KG. The problem total knee replacement: systematic, comprehensive and efficient evaluation. Bone Joint J. 2014 Nov; 96-B(11 Supple A): 105-111.

8. Sharkey PF, Hozack WJ, Rothman RH, Shastri S, Jacoby SM. Insall Award paper. Why are total knee arthroplasties failing today? Clin Orthop Relat Res. 2002 Nov; (404): 7-13.

9. Sharkey PF, Lichstein PM, Shen C, Tokarski AT, Parvizi J. Why are total knee arthroplasties failing today-has anything changed after 10 years? J Arthroplasty. 2014 Sep,29(9): 1774-1778.

10. Khan M, Osman K, Green G, Haddad FS. The epidemiology of failure in total knee arthroplasty: avoiding your next revision. Bone Joint J.2016 Jan,98-B(1 Suppl A): 105-112.

11. Kasahara Y, Majima T, Kimura S, Nishiike O, Uchida J. What are the causes of revision total knee arthroplasty in Japan? Clin Orthop Relat Res. 2013 May,471(5): 1533-1538.

12. Koh IJ, Cho WS, Choi NY, Kim TK; Kleos Korea Research Group. Causes, risk factors, and trends in failures after TKA in Korea over the past 5 years: a multicenter study. Clin Orthop Relat Res. 2014 Jan,472(1): 316-326.

第二章　人工膝关节翻修术前评估

人工膝关节翻修术前评估的目的是明确膝关节置换术后的失败原因。如果不能明确人工膝关节失败的原因，膝关节翻修手术要谨慎。再次强调，翻修手术是对初次手术的改善、修正与提高，而不是简单地重复初次手术。

与其他疾病的诊断过程类似，人工膝关节翻修术前评估也要基于病史、查体、实验室检查和影像学检查。

病史询问要全面和详细。要重点询问主诉和现病史，详细了解疼痛的性质、部位、发生时间、诱发或缓解因素等。同时，也要询问或通过病历与手术记录来了解既往病史和手术史。查体同样要全面和仔细。先观察病人的站姿和步态。然后重点检查膝关节，包括望诊、触诊、活动、测量和特殊检查。如果病史提示症状可能来源于邻近关节，还需要检查足踝、髋关节和脊柱。

实验室检查包括血液检查、关节液检查、组织学检查、细菌培养和分子生物学检查。实验室检查的主要目的是帮助明确有无膝关节假体周围感染，并尽可能找到病原菌和敏感抗生素。

X线片检查可以发现和证实大部分人工膝关节失败原因，包括聚乙烯磨损、假体松动、假体周围骨折、假体周围感染、膝关节不稳定等问题。膝关节CT检查有助于显示骨溶解的部位和范围、了解假体周围骨折特点和评估膝关节假体的旋转位置。膝关节MRI检查适合评估膝关节的软组织病变和骨结构变化。目前，核医学检查虽然取得了较大的进步，但仍无法准确鉴别感染和无菌性松动，限制了核医学检查在感染诊断方面的临床应用[1]。

一、病史

1. 现病史

膝关节置换术后病人的不适症状有膝关节疼痛、肿胀、弹响、不稳定、僵直等。其中，疼痛是膝关节置换术后最主要的不适症状。多种失败机制可以表现为膝关节置换术后疼痛，需要分析和鉴别诊断。在询问现病史时应详细了解疼痛的性质、部位、发生时间、诱发或缓解因素等。

疼痛性质：膝关节钝痛、弥漫性疼痛、持续疼痛，伴膝关节红肿、渗出、僵直，提示膝关节假体周围感染。膝关节从屈曲至伸膝过程中出现锐痛，伴弹响或髌骨弹跳，提示髌骨弹响综合征[2]。膝关节严重的疼痛或痛觉过敏，伴膝关节肿胀、僵硬、皮肤水肿、萎缩，要考虑复杂区域疼痛综合征（complex regional pain syndrome，CRPS）的可能[3]。

疼痛部位：膝前痛提示髌股关节问题、伸膝装置损伤、髌韧带炎等。膝关节内侧疼痛提示内侧副韧带撞击、损伤、鹅足滑囊炎等。膝关节后外侧疼痛伴弹响提示腘肌腱撞击、籽骨撞击等。切口周围疼痛、麻木提示隐神经髌下支神经瘤。

疼痛发生时间：一般来说，如果膝关节置换术后疼痛性质与膝关节置换术前疼痛性质一样，则疼痛原因可能来自于关节外（如髋关节疾病、腰椎疾病、外周血管疾病等）。如果膝关节置换术后早期就出现疼痛，则疼痛原因可能是假体周围感染、膝关节不稳定、膝关节僵直或软组织撞击等。如果膝关节置换术后远期出现疼痛，则疼痛原因可能是假体磨损或松动、膝关节不稳定、假体周围感染、假体周围骨折等。

疼痛诱发或缓解因素：如果活动会加重膝关节疼痛，休息后疼痛可以缓解，往往提示假体松动、膝关节不稳定、软组织撞击等机械学原因。如果存在静息痛、夜间痛，则要高度怀疑假体周围感染的可能。下肢皮损、呼吸道感染或拔牙后膝关节疼痛要考虑血源性假体周围感染的可能。外伤后膝关节疼痛，要考虑假体松动、假体周围骨折的可能。

2. 既往病史

询问病人有无糖尿病、心脏病、肺病、血液病、风湿免疫病、神经系统疾病、外周血管病等病史。

询问病人有无邻近关节病史，如足踝疾病（马蹄足、平足、踝关节骨关节炎等）、髋关节疾病（髋关节骨关节炎、股骨头缺血坏死、强直性脊柱炎、类风湿关节炎等）、脊柱疾病（腰椎间盘突出症、腰椎管狭窄等）。

了解病人用药史（镇痛药、抗生素、激素等）。

此外，还应了解病人的工作、活动与社会心理状况，有无吸烟史，有无药物滥用史。

3．手术史

询问初次膝关节置换术前患者的症状（疼痛的性质、部位、发生时间、诱发或缓解因素等），比较术后症状和术前症状有无改变。

通过病历了解初次膝关节置换术前诊断（膝关节骨关节炎、创伤性关节炎、类风湿关节炎等）和膝关节活动度（有无活动受限或僵直）。

通过手术记录了解手术过程（有无手术并发症）和膝关节假体类型（后稳定型或后交叉韧带保留型、骨水泥固定或非骨水泥固定、髌骨置换或未置换等）。

询问术后有无并发症（伤口愈合不良、渗出、血肿、下肢深静脉血栓、感染等）和术后康复锻炼情况（顺利、困难或麻醉下推拿松解等）。

此外，还应了解病人有无其他膝关节手术史（膝关节周围截骨术、骨折切开复位内固定术、膝关节感染清创术等）。

二、查体

1．站姿和步态检查

病人站立时，观察下肢有无冠状面畸形（膝内翻或膝外翻），有无矢状面畸形（膝关节屈曲挛缩或膝关节过伸）。是否需要助步器或拐杖辅助站立。

病人行走时，观察下肢有无冠状面畸形（膝内翻或膝外翻），有无矢状面畸形（膝关节屈曲挛缩或膝关节过伸），畸形相对于站立位时有无加重。有无膝关节外侧或内侧错动或弹跳。是否需要助步器或拐杖辅助行走。

2．膝关节检查

观察膝关节切口愈合情况。检查膝关节有无皮肤发红，有无膝关节肿胀、渗出和窦道。此外，还应观察下肢皮肤营养（皮色、毛发等）状况，有无静脉曲张、皮疹，有无肌肉萎缩。

触摸膝关节有无皮温增高。膝关节有无压痛及压痛部位。膝关节内侧压痛提示内侧副韧带刺激、鹅足滑囊炎。膝关节外侧压痛提示髂胫束、髌骨外侧支持带、腘肌腱刺激。髌韧带压痛提示髌韧带炎、髌骨低位。切口周围触痛伴麻木提示隐神经髌下支神经瘤。

检查膝关节有无屈曲挛缩或过伸。测量膝关节屈伸活动度。检查膝关节有无内翻或外翻畸形，测量膝关节股胫角。检查髌骨活动度，有无髌骨轨迹不良或不稳定，测量 Q 角。

膝关节内翻或外翻应力试验，评估膝关节冠状面稳定性。膝关节前后抽屉试验，评估膝关节矢状面稳定性。膝关节屈伸肌力检查，直腿抬高试验，评估伸膝装置功能和有无伸膝迟滞。病人俯卧位，屈膝 90°，比较两侧足与大腿的夹角，评估有无胫骨假体旋转对位异常。

3. 邻近关节检查

如果病史提示症状可能来源于邻近关节，还需要检查足踝、髋关节和脊柱。观察足踝有无畸形和活动受限。检查髋关节有无屈曲挛缩（Thomas 征）。检查髋关节活动度，尤其有无髋关节旋转受限。髋关节 4 字试验。检查有无脊柱侧弯、压痛。检查下肢肌力、感觉和反射。

三、实验室检查

1. 血液检查

目前认为，红细胞沉降率（红细胞沉降率，ESR）和 C 反应蛋白（CRP）是诊断假体周围感染的敏感指标。美国骨科医师协会推荐对可疑感染的病人检查 ESR 和 CRP [4]。两者联合使用作为感染的诊断标准更为准确。如果 ESR 和 CRP 均升高，感染的可能性就较大。在关节假体周围感染国际共识组（ICG）诊断标准中，对于急性假体周围感染（小于 90 天），C 反应蛋白的参考阈值为 100 mg/L，红细胞沉降率无参考阈值；对于慢性假体周围感染（大于 90 天），C 反应蛋白的参考阈值为 10 mg/L，红细胞沉降率为 30 mm/h[5]。

临床上，血常规白细胞计数虽然是常用的筛查感染的指标，但对假体周围感染的诊断帮助不大 [6]。大部分假体周围慢性感染的病人其血常规白细胞计数通常是正常的。

研究发现，白细胞介素 -6 具有良好的敏感性和特异性，是诊断假体周围感染较好的指标 [7]。由于白细胞介素 -6 术后早期升高，半衰期短，可以用于术后感染的早期监测。其他可以用来诊断假体周围感染的血清学指标还有降钙素原（PCT）、肿瘤坏死因子 - α（TNF- α）、单核细胞趋化蛋白 -1（MCP-1）、白细胞介素 -2（IL-2）等，但临床认识和应用不及 CRP 和 ESR[8]。

2. 关节液检查

关节液中白细胞计数和多形核白细胞比例是诊断假体周围感染很好的指标。研究证实两者诊断假体周围感染有较高的准确性。在关节假体周围感染国际共识组（ICG）诊断标准中，对于急性假体周围感染，关节液白细胞计数的参考阈值为 10 000 个 /μl，多形核白细胞比例为 90%；对于慢性假体周围感染，关节液白细胞计数的参考阈值为 3000 个 /μl，多形核白细胞比例为 80%[5]。

近年来，关节液白细胞酯酶也被应用于假体周围感染的诊断[9]。研究发现，白细胞酯酶试纸检测有良好的敏感性和特异性，而且可以立即得到结果。在关节假体周围感染国际共识组（ICG）诊断标准中，无论是急性还是慢性假体周围感染，白细胞酯酶的参考阈值为（+）或（++）[5]。

其他可以用来诊断假体周围感染的关节液指标还有 C 反应蛋白、α- 防御素、β- 防御素、抗菌肽 LL-37 等[10]。研究显示这些指标有较高的敏感性和特异性，有很好的应用前景。

3. 组织学检查

术中取假体周围组织，进行冰冻切片寻找中性粒细胞，可以帮助诊断假体周围感染。在关节假体周围感染国际共识组（ICG）诊断标准中，无论是急性还是慢性假体周围感染，中性粒细胞计数的参考阈值为：400 倍放大率，5 个高倍视野中，中性粒细胞计数 >5 个 / 高倍视野[5]。

4. 细菌培养

关节液或组织中培养出病原菌是诊断假体周围感染最为重要的指标。相应的药敏试验有助于选择敏感抗生素来治疗感染。在关节假体周围感染国际共识组（ICG）诊断标准中，两次假体周围（组织或关节液）培养阳性即可诊断假体周围感染；如果单次培养阳性，则还需其他 4 个次要指标（CRP 和 ESR 升高、关节液白细胞计数升高或白细胞酯酶试纸 ++ 改变、关节液多形核白细胞比例升高、假体周围组织学分析阳性）中的 2 个才能诊断假体周围感染[5]。

提高细菌培养阳性率的方法有：取标本前停用抗生素 2 周[11]，术中采集至少 3 份标本，标本采集后尽快送检，延长培养时间至 2 周[12]。对术中取出假体使用超声裂解技术，使细菌从假体上解离，可以提高细菌培养的阳性率[13]。

5．分子生物学检查

聚合酶链反应（PCR）技术已被应用于假体周围感染的诊断中[14]。PCR 技术可以检测死亡和裂解的细菌，还可以检测耐药基因。此外，PCR 的结果不受抗生素的影响。PCR 技术和超声裂解技术结合，可以明显提高细菌的检出率。随着技术的不断改进，PCR 技术将成为假体周围感染非常有前景的诊断方法。

四、影像学检查

1．X 线片检查

标准的 X 线片检查包括：膝关节正、侧位片（负重位），髌骨轴位，站立下肢全长片。最好将术后 X 线片与术前 X 线片对比，术侧 X 线片与健侧 X 线片对比，以及将术后不同时间的 X 线片进行对比。

在 X 线片上应重点观察如下参数或征象：

（1）下肢力线：站立位下肢全长片上，测量下肢机械轴（股骨头中心至踝关节中心连线）是否通过膝关节中心；测量股胫角，通常为外翻 6°。

（2）假体位置：在膝关节正位片上，测量股骨假体关节线与股骨解剖轴的夹角（股骨远端外侧角），通常为外翻 6°；测量胫骨假体关节线与胫骨解剖轴的夹角（胫骨近端内侧角），通常为 90°。在膝关节侧位片上，测量股骨假体轴线与股骨解剖轴的夹角（评估矢状面上假体的屈、伸对位）；测量胫骨假体关节线与胫骨解剖轴的夹角（胫骨后倾角，评估矢状面上假体的前、后倾）；检查股骨前皮质有无损伤（notching），股骨后髁偏距有无过小或过大（与术前或健侧比较）。

（3）假体尺寸：在膝关节正位片上，比较胫骨假体内外径和胫骨平台内外径，评估假体尺寸是否合适，观察有无假体悬出或假体覆盖不足。

（4）膝关节线位置：在膝关节正位片上，测量关节线与腓骨头的距离、关节线与内外上髁的距离。将测量数值与术前或健侧比较，评估膝关节线有无变化。

（5）髌骨高度：在膝关节侧位片上，评估有无髌骨低位或高位。Insall-Salvati 指数是髌韧带长度与髌骨上下径长度的比值，比值小于 0.8 提示髌骨低位，比值大于 1.2 提示髌骨高位。Blackburne-Peel 指数是髌骨关节面下极至胫骨平台切线的垂直距离与髌骨关节面上下径长度的比值，比值小于 0.5 提示髌骨低位，比值大于 1.0 提示髌骨高位。

（6）髌股关节问题：在膝关节轴位片上，评估有无髌骨轨迹不良（髌骨倾斜、半脱位或脱位）（图 2.1）。有无髌骨骨折、骨坏死。如果置换了髌骨，测量髌骨骨床和髌骨假体厚度，与术前或健侧髌骨厚度比较，有无增厚。观察髌骨截骨面有无倾斜，髌骨假体的内外位置，髌骨假体周围有无透亮线、骨溶解。

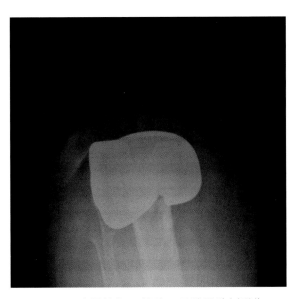

图 2.1　髌骨轴位 X 线片可见髌骨外侧脱位

（7）聚乙烯磨损：在膝关节正位片上，股骨假体远端表面与胫骨金属托上表面之间的距离为聚乙烯垫片厚度。如果内侧或外侧距离减小，提示聚乙烯垫片磨损（图 2.2）。如果内侧或外侧距离消失，提示聚乙烯严重磨损或聚乙烯垫片脱位，有可能导致金属假体接触和磨损。

（8）假体松动：在膝关节正、侧位片上，检查假体周围有无透亮线、骨溶解。假体周围透亮线超过 2 mm、透亮线进行性增宽、假体下沉、假体移位、假体周围骨水泥壳断裂等征象提示假体松动（图 2.3）。为了更好地评估假体周围透亮线，需要良好的投照角度或透视定位，以便清晰地显示假体和骨界面。为了减少金属假体的干扰，可以使用 X 线断层摄影。新的 X 线断层融合技术可以清晰地显示多层断面图像，帮助评估假体周围透亮线，也有助于了解骨溶解部位和范围。此外，对比不同时间的 X 线片有助于观察假体周围透亮线和假体位置的变化。

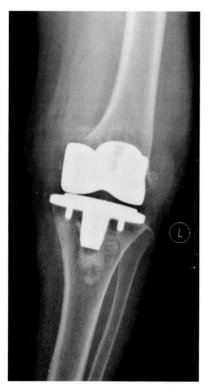

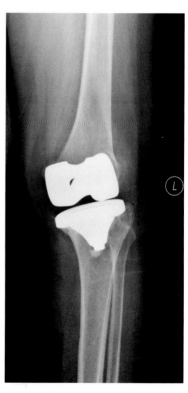

图 2.2 膝关节正位 X 线片可见膝关节间隙减小，提示聚乙烯垫片磨损

图 2.3 膝关节正位 X 线片可见胫骨假体内翻、下沉移位，胫骨假体远端骨水泥壳断裂，提示假体松动

（9）假体周围骨折：X线片可以发现假体周围股骨、胫骨或髌骨骨折（图2.4）。需评估骨折部位与膝关节假体距离远近、骨折有无移位、假体有无松动以及假体周围骨质好坏，以便对假体周围骨折进行分型和指导治疗。

假体周围感染：膝关节X线片上发现骨膜反应、皮质骨坏死、窦道等征象提示假体周围感染。膝关节置换术后早期，如果在X线片上观察到假体周围骨溶解、吸收或松动征象，应警惕假体周围感染可能（图2.5）。

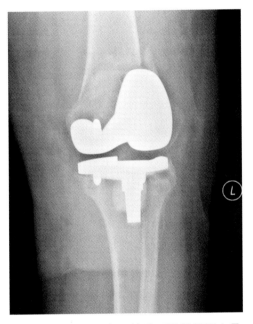

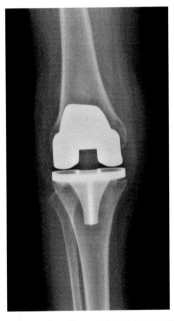

图2.4　膝关节正位X线片可见股骨髁上骨折

图2.5　膝关节正位X线片可见胫骨假体内侧平台下骨吸收，应警惕假体周围感染可能

（10）膝关节不稳定：在膝关节正位片上，股骨假体远端表面与胫骨金属托上表面之间的距离为聚乙烯垫片厚度。如果内侧或外侧距离增大，提示膝关节冠状面不稳定。内、外翻应力位X线片可以更好地显示膝关节冠状面不稳定（图2.6）。在膝关节侧位片上，股骨假体与胫骨假体接触点前移，提示膝关节矢状面不稳定（屈曲间隙大或后交叉韧带松弛）。

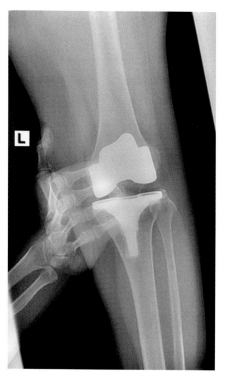

图 2.6   膝关节内翻应力位 X 线片可见膝关节外侧间隙增大，提示膝关节外侧不稳定

2．CT 检查

由于膝关节内存在金属假体，膝关节 CT 检查会产生较大的伪影而影响图像质量和评估。因此，CT 检查并不是膝关节置换术后的常规检查。

在膝关节 X 线片上，由于金属假体（尤其是股骨假体）的阻挡，假体周围骨溶解和假体周围骨折的评估受到影响。在这些情况下，膝关节 CT 检查的断面图像有助于显示骨溶解的部位和范围，有助于了解骨折部位与膝关节假体距离远近、骨折有无移位、假体有无松动。

常规膝关节正、侧位 X 线片无法准确判断膝关节假体旋转位置。而膝关节 CT 检查的轴位断面图像有助于评估膝关节假体的旋转位置。在膝关节 CT 轴位断面图像上，测量股骨假体后髁连线和股骨通髁轴的夹角，可以判断股骨假体的旋转位置（图 2.7）；观察胫骨假体前后轴线与胫骨结节的位置关系，可以判断胫骨假体的旋转位置。

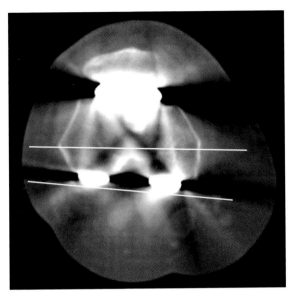

图 2.7 膝关节 CT 可见股骨假体后髁连线和股骨通髁轴的夹角为 5°，提示股骨假体内旋放置

3. MRI 检查

与 CT 检查类似，金属假体的存在使得膝关节 MRI 检查也会产生较大的伪影，影响图像判读。当膝关节 X 线片没有明显异常，膝关节疼痛、肿胀原因不明确时，可以考虑膝关节 MRI 检查。膝关节 MRI 检查适合发现膝关节的软组织病变和骨结构变化，有助于诊断膝关节滑膜炎、滑囊炎、侧副韧带损伤、伸膝装置损伤、骨溶解、应力骨折等。

参考文献

1. Diaz-Ledezma C, Lamberton C, Lichstein P, Parvizi J. Diagnosis of periprosthetic joint infection: the role of nuclear medicine may be overestimated. J Arthroplasty. 2015 Jun; 30(6): 1044-1049.

2. Costanzo JA, Aynardi MC, Peters JD, Kopolovich DM, Purtill JJ. Patellar clunk syndrome after total knee arthroplasty: risk factors and functional outcomes of arthroscopic treatment. J Arthroplasty. 2014 Sep; 29(9 Suppl): 201-204.

3. Burns AW, Parker DA, Coolican MR, Rajaratnam K. Complex regional pain syndrome complicating total knee arthroplasty. J Orthop Surg (Hong Kong). 2006 Dec; 14(3): 280-283.

4. Della Valle C, Parvizi J, Bauer TW, DiCesare PE, Evans RP, Segreti J, Spangehl M, Watters WC 3rd, Keith M, Turkelson CM, Wies JL, Sluka P, Hitchcock K; American Academy of Orthopaedic

Surgeons. American Academy of Orthopaedic Surgeons clinical practice guideline on: the diagnosis of periprosthetic joint infections of the hip and knee. J Bone Joint Surg Am. 2011 Jul 20; 93(14): 1355-1357.

5. Parvizi J, Gehrke T. International Consensus Group on Periprosthetic Joint Infection. Definition of periprosthetic joint infection. J Arthroplasty. 2014 Jul; 29(7): 1331.

6. Deirmengian GK, Zmistowski B, Jacovides C, O'Neil J, Parvizi J. Leukocytosis is common after total hip and knee arthroplasty. Clin Orthop Relat Res. 2011 Nov; 469(11): 3031-3036.

7. Di Cesare PE, Chang E, Preston CF, Liu CJ. Serum interleukin-6 as a marker of periprosthetic infection following total hip and knee arthroplasty. J Bone Joint Surg Am. 2005 Sep; 87(9): 1921-1927.

8. Mertens MT, Singh JA. Biomarkers in arthroplasty: a systematic review. Open Orthop J. 2011 Mar 16; 5: 92-105.

9. Koh IJ, Han SB, In Y, Oh KJ, Lee DH, Kim TK; Knee Multicenter Collaboration Team. The leukocyte esterase strip test has practical value for diagnosing periprosthetic joint infection after total knee arthroplasty: A multicenter study. J Arthroplasty. 2017 Nov; 32(11): 3519-3523.

10. Saleh A, Ramanathan D, Siqueira MBP, Klika AK, Barsoum WK, Rueda CAH. The diagnostic utility of synovial fluid markers in periprosthetic joint infection: a systematic review and meta-analysis. J Am Acad Orthop Surg. 2017 Nov; 25(11): 763-772.

11. Malekzadeh D, Osmon DR, Lahr BD, Hanssen AD, Berbari EF. Prior use of antimicrobial therapy is a risk factor for culture-negative prosthetic joint infection. Clin Orthop Relat Res. 2010 Aug; 468(8): 2039-2045.

12. Schäfer P, Fink B, Sandow D, Margull A, Berger I, Frommelt L. Prolonged bacterial culture to identify late periprosthetic joint infection: a promising strategy. Clin Infect Dis. 2008 Dec 1; 47(11): 1403-1409.

13. Rothenberg AC, Wilson AE, Hayes JP, O'Malley MJ, Klatt BA. Sonication of arthroplasty implants improves accuracy of periprosthetic joint infection cultures. Clin Orthop Relat Res. 2017 Jul; 475(7): 1827-1836.

14. Saeed K, Ahmad-Saeed N. The impact of PCR in the management of prosthetic joint infections. Expert Rev Mol Diagn. 2015; 15(7): 957-964.

15. Berger RA, Rubash HE. Rotational instability and malrotation after total knee arthroplasty. Orthop Clin North Am. 2001 Oct; 32(4): 639-647.

16. Fritz J, Lurie B, Potter HG. MR imaging of knee arthroplasty implants. Radiographics. 2015 Sep-Oct; 35(5): 1483-1501.

第三章　膝关节置换术后假体磨损

在 20 世纪，人工膝关节假体失败的主要原因是聚乙烯磨损和假体松动。Sharkey 等人分析了美国单中心 1997 年至 2000 年期间 212 个人工膝关节翻修的数据[1]。结果显示，人工膝关节翻修的主要原因为：聚乙烯磨损（25%）、无菌性松动（24.1%）、不稳定（21.2%）、感染（17.5%）、僵直（14.6%）等。初次膝关节置换术后 2 年以内翻修的原因主要是感染，而初次膝关节置换术后 2 年以后翻修的原因主要是聚乙烯磨损。

在膝关节活动过程中，人工膝关节假体部件之间发生摩擦和磨损，主要的磨损类型有：黏附磨损、研磨磨损、疲劳磨损和腐蚀磨损。聚乙烯磨损会产生微小的颗粒[2]。磨损颗粒诱发机体的组织反应，导致假体周围骨溶解，最终引起膝关节假体的无菌性松动。

一、常见的假体磨损部位

股骨假体和聚乙烯垫片上表面之间的磨损。膝关节屈伸活动时，两者之间存在滑动、滚动、旋转等运动方式，产生磨损。对于后稳定型假体，股骨假体的凸轮和聚乙烯垫片的立柱在膝关节屈曲到一定角度时发生接触并相互作用，也会产生磨损。

胫骨金属托和聚乙烯垫片下表面之间的磨损。对于活动平台假体，胫骨金属托和聚乙烯垫片下表面之间存在转动和滑动，会产生磨损。而对于固定平台假体，胫骨金属托和聚乙烯垫片下表面虽然有不同的锁扣机制固定，但仍有微动，也会产生磨损。

膝关节假体金属部件也会磨损。严重的聚乙烯磨损，会导致聚乙烯垫片缺损或断裂。此时，股骨假体和胫骨金属托有可能发生接触，导致金属假体出现磨损、破坏。此外，下肢力线不正、膝关节不稳定，或者假体周围骨溶解、假体松动移位，均会引起假体的应力分布异常，出现应力集中，导致股骨或胫骨假体破坏甚至断裂。

二、影响假体磨损的因素

聚乙烯垫片磨损的发生和严重程度受多种因素影响。

聚乙烯的材料学特性是影响磨损的重要因素[3]。早期的聚乙烯假体有较高的失败率。此后，聚乙烯垫片的制作、加工、消毒、包装和储存等各方面均有了很大的改进，聚乙烯垫片的抗磨损性能有了很大的提高。这些改进包括：高分子、高交联聚乙烯，序列退火技术，在无氧或惰性气体中消毒，减少产品的货架储存时间，添加维生素 E，等等。当然，由于磨损主要发生于股骨假体和聚乙烯垫片之间，股骨假体的材质和光滑度也会影响聚乙烯的磨损。氧化锆、陶瓷等材料在人工关节中的应用有望进一步降低聚乙烯的磨损率。

聚乙烯垫片的厚度会影响聚乙烯的接触应力。研究发现，聚乙烯垫片厚度增加，接触应力减小，聚乙烯垫片的表面磨损也减少。膝关节胫骨假体的厚度通常在 8 mm 及以上。

胫股关节形合度对聚乙烯垫片的磨损也有很大的影响[4]。一般来说，股骨假体和聚乙烯垫片上表面的形合度越高，接触面积越大，接触应力越小，聚乙烯垫片的表面磨损越少。而胫股关节形合度越低，胫骨垫片上表面越平整，聚乙烯磨损和失败的概率越大。当然，胫股关节形合度增大，胫股关节的限制性也增加。关节限制性的增加一方面会影响膝关节的活动度，另一方面会增加假体-骨界面的应力，导致假体松动的风险加大。因此，人工膝关节假体的设计需要平衡摩擦学和运动学特性。

组配型胫骨假体存在胫骨金属托和聚乙烯垫片下表面之间的摩擦界面，聚乙烯磨损和假体周围骨溶解的发生率相对于全聚乙烯胫骨假体要高[5]。因此，对于活动平台假体，胫骨金属托上表面需要高度平整光滑以减少聚乙烯磨损。而对于固定平台假体，胫骨金属托和聚乙烯垫片下表面之间的锁扣机制设计非常重要，应力求固定确切，降低微动，以减少聚乙烯磨损[6]。

手术因素会影响膝关节假体的运动特性和聚乙烯垫片的应力分布，从而对聚乙烯磨损产生影响。冠状面上膝关节假体内翻放置或下肢力线内翻，聚乙烯垫片内侧部分承受应力过大，磨损增加。矢状面上股骨假体屈曲或胫骨假体后倾过大，会引起股骨假体髁间窝与聚乙烯垫片的立柱发生撞击，导致聚乙烯损坏。膝关节置换术后软组织不平衡、关节不稳定，会引起胫股关节的运动轨迹异常和关节面的异常活动，导致关节面之间异常的剪切应力，从而增加聚乙烯垫片的磨损。

参考文献

1. Sharkey PF, Hozack WJ, Rothman RH, Shastri S, Jacoby SM. Insall Award paper. Why are total knee arthroplasties failing today? Clin Orthop Relat Res. 2002 Nov; (404): 7-13.

2. Hirakawa K, Bauer TW, Yamaguchi M, Stulberg BN, Wilde AH. Relationship between wear debris particles and polyethylene surface damage in primary total knee arthroplasty. J Arthroplasty. 1999 Feb; 14(2): 165-171.

3. Brown TS, Van Citters DW, Berry DJ, Abdel MP. The use of highly crosslinked polyethylene in total knee arthroplasty. Bone Joint J. 2017 Aug; 99-B(8): 996-1002.

4. Feng EL, Stulberg SD, Wixson RL. Progressive subluxation and polyethylene wear in total knee replacements with flat articular surfaces. Clin Orthop Relat Res. 1994 Feb; (299): 60-71.

5. Rodriguez JA, Baez N, Rasquinha V, Ranawat CS. Metal-backed and all-polyethylene tibial components in total knee replacement. Clin Orthop Relat Res. 2001 Nov; (392): 174-183.

6. Sisko ZW, Teeter MG, Lanting BA, Howard JL, McCalden RW, Naudie DD, MacDonald SJ, Vasarhelyi EM. Current total knee designs: does baseplate roughness or locking mechanism design affect polyethylene backside wear? Clin Orthop Relat Res. 2017 Dec; 475(12): 2970-2980.

病例 3.1

一、病历摘要

1. 女性，82 岁。

2. 病史

主诉："左膝关节置换术后 10 年，左膝关节疼痛伴活动受限 2 年"。

病人 10 年前行左膝关节置换术。2 年前出现左膝关节疼痛，逐渐出现膝关节屈曲、内翻畸形，伴活动受限，下蹲、上下楼困难，步行小于 100 米。

3. 查体

坐轮椅推入。

左膝关节屈曲、内翻畸形。左膝关节肿胀，周围皮肤无发红。

左膝关节内侧压痛。

左膝关节活动受限，伸直 -30°，屈曲 90°。

4. 实验室检查

血常规：白细胞计数 4.30×10^9/L，中性粒细胞相对值 57.2%。

红细胞沉降率：7 mm/h。

C 反应蛋白：1.94 mg/L。

5. X 线片检查

左膝关节正、侧位 X 线片（图 3.1.1）。

下肢全长片（图 3.1.2）。

二、病例分析

1. 初步评估

该病例的主要症状为左膝关节置换术后疼痛伴活动受限。

病史特点：病人 10 年前行左膝关节置换术。膝关节置换术后 8 年出现

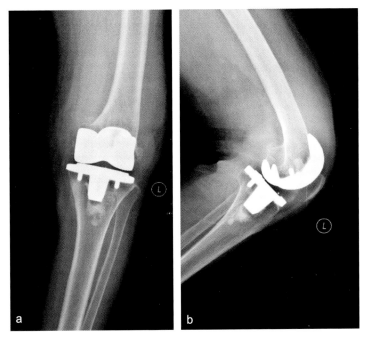

图 3.1.1　左膝关节 X 线片,（a）正位,（b）侧位

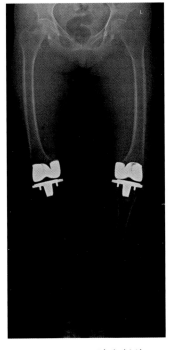

图 3.1.2　下肢全长片

左膝关节疼痛，逐渐出现膝关节屈曲、内翻畸形，伴活动受限。目前症状严重，影响行走，下蹲、上下楼困难。

查体特点：病人行走困难。左膝关节屈曲、内翻畸形。左膝关节肿胀，但膝关节皮肤无发红，无渗出。左膝关节内侧压痛。左膝关节活动明显受限。

通过病史和查体信息，初步判断膝关节置换术后假体磨损、松动可能性。膝关节活动明显受限（伸直 -30°，屈曲 90°），提示膝关节置换术后僵直。

2．X 线片检查

左膝关节正、侧位 X 线片上可以发现，股骨假体和胫骨金属托之间的间隙狭窄，内侧更明显，提示聚乙烯垫片磨损严重。股骨假体和胫骨假体周围未见明显透亮线，未见假体下沉，不支持膝关节假体松动。

下肢全长片显示左下肢力线不正，膝内翻明显，股骨假体明显内翻。

3．诊断

左膝关节置换术后假体磨损，膝关节僵直。

4．鉴别诊断

病人的膝关节疼痛特点为活动后疼痛，无静息痛或夜间痛；查体未见膝关节皮肤发红，无渗出；实验室检查显示白细胞、红细胞沉降率、C 反应蛋白结果正常。基本除外膝关节置换术后假体周围感染。

5．术中所见

该病例行左膝关节翻修术。

术中所见：膝关节内滑膜明显增生，呈粟粒样。聚乙烯垫片磨损，内侧已全层磨损缺失，胫骨假体基板可见磨损凹陷痕迹。股骨和胫骨假体未见明确松动。

术中取膝关节滑膜送病理检查，结果显示：滑膜组织可见异物肉芽肿，并见弥漫组织细胞增生，异物巨细胞散在分布。

病例 3.2

一、病历摘要

1．女性，67 岁。

2．病史

主诉："左膝关节置换术后 16 年，左膝关节疼痛 2 年"。

病人 16 年前行左膝关节置换术。术后关节无疼痛，活动正常。2 年前出现左膝关节疼痛，下蹲、上下楼困难，步行小于 500 米。

3．查体

拄手杖。

左膝关节内翻畸形。左膝关节周围皮肤无发红，无肿胀。

左膝关节内侧压痛。

左膝关节伸直 -5°，屈曲 110°。

左膝关节内翻应力试验（＋），外翻应力试验（＋）。

4．实验室检查

血常规：白细胞计数 6.35×10^9/L，中性粒细胞相对值 54.0%。

红细胞沉降率：13 mm/h。

C 反应蛋白：5.12 mg/L。

5．X 线片检查

左膝关节正、侧位 X 线片（图 3.2.1）。

下肢全长片（图 3.2.2）。

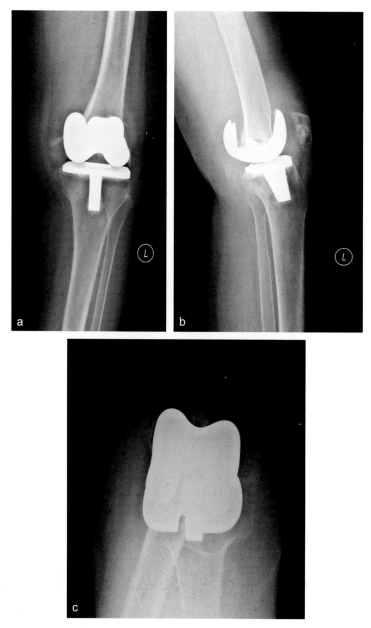

图 3.2.1　左膝关节 X 线片，（ a ）正位，（ b ）侧位，（ c ）髌骨轴位

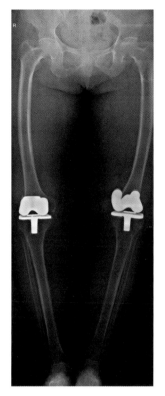

图 3.2.2　下肢全长片

二、病例分析

1. 初步评估

该病例的主要症状为左膝关节置换术后疼痛。

病史特点：病人 16 年前行左膝关节置换术。膝关节置换术后 14 年出现左膝关节疼痛。症状逐渐加重，影响行走，下蹲、上下楼困难。

查体特点：病人行走困难。左膝关节内翻畸形。左膝关节周围皮肤无发红，无肿胀。左膝关节内侧压痛。左膝关节内翻应力试验（＋），外翻应力试验（＋）。

通过病史和查体信息，初步判断膝关节置换术后假体磨损、松动可能性。膝关节内翻应力试验（＋），外翻应力试验（＋），提示膝关节置换术后不稳定。

2. X线片检查

左膝关节正、侧位 X 线片上可以发现，股骨假体和胫骨金属托之间的间隙明显狭窄，提示聚乙烯垫片磨损严重。股骨假体周围大面积骨溶解、骨缺损，股骨假体内翻移位，胫骨假体内翻，提示膝关节假体松动。

下肢全长片显示左下肢力线不正，膝内翻明显，股骨假体、胫骨假体内翻。

3. 诊断

左膝关节置换术后假体磨损，假体松动，膝关节不稳定。

4. 鉴别诊断

病人无静息痛或夜间痛；查体膝关节周围皮肤无发红，无肿胀；实验室检查显示白细胞、红细胞沉降率、C反应蛋白结果正常。基本除外膝关节置换术后假体周围感染。

5. 术中所见

该病例行左膝关节翻修术。

术中所见：膝关节内大量滑膜增生。聚乙烯垫片磨损严重。股骨假体松动，胫股关节对合关系异常。股骨侧大量骨缺损，股骨内侧髁有反常活动。

病例 3.3

一、病历摘要

1. 女性，74 岁。

2. 病史

主诉："右膝关节置换术后 12 年，疼痛伴活动受限 3 年"。

病人 12 年前行右膝关节置换术。3 年前出现右膝关节疼痛，行走时加重，膝关节活动度变差。

3. 查体

坐轮椅推入。

右膝关节内翻畸形。右膝关节周围皮肤无发红，无肿胀。

右膝关节内侧压痛。

右膝关节处于伸膝位，严重活动受限，基本无屈伸活动。

4. 实验室检查

血常规：白细胞计数 5.23×10^9/L，中性粒细胞相对值 49.7%。

红细胞沉降率：20 mm/h。

C 反应蛋白：4.43 mg/L。

5. X 线片检查

右膝关节正、侧位 X 线片（图 3.3.1）。

下肢全长片（图 3.3.2）。

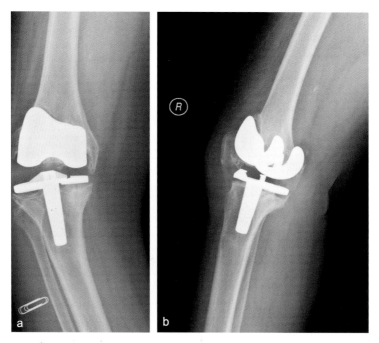

图 3.3.1　右膝关节 X 线片，（a）正位，（b）侧位

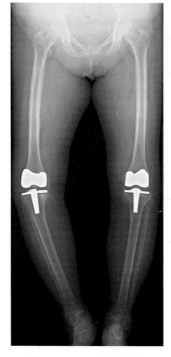

图 3.3.2　下肢全长片

二、病例分析

1．初步评估

该病例的主要症状为右膝关节置换术后疼痛伴活动受限。

病史特点：病人 12 年前行右膝关节置换术。膝关节置换术后 9 年出现右膝关节疼痛，行走时加重，膝关节活动度变差。

查体特点：病人行走困难。右膝关节内翻畸形。右膝关节处于伸膝位，严重活动受限，基本无屈伸活动。

通过病史和查体信息，初步判断膝关节置换术后假体磨损、松动可能性。膝关节严重活动受限（基本无屈伸活动），提示膝关节置换术后僵直。

2．X 线片检查

右膝关节正、侧位 X 线片上可以发现，胫骨假体周围明显透亮线，股骨和胫骨假体下沉、移位明显，支持膝关节假体松动。

下肢全长片显示左下肢力线不正，膝内翻明显，股骨和胫骨假体移位、内翻。

3．进一步检查

右膝关节 X 线断层摄影片（图 3.3.3）检查，发现胫骨假体周围明显透亮线，胫骨金属托断裂，股骨和胫骨假体下沉、移位明显。

4．诊断

右膝关节置换术后假体松动，假体断裂，膝关节僵直。

5．鉴别诊断

病人的膝关节疼痛特点为活动后疼痛，无静息痛或夜间痛；查体右膝关节周围皮肤无发红，无肿胀；实验室检查显示白细胞、C 反应蛋白结果正常。基本除外膝关节置换术后假体周围感染。

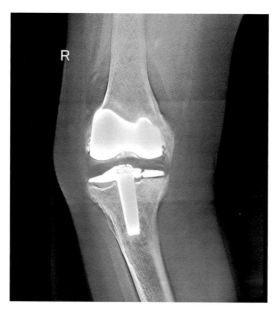

图 3.3.3　右膝关节 X 线断层摄影片

6．术中所见

该病例行右膝关节翻修术。

术中所见：膝关节内无脓液。关节囊瘢痕增生明显。股四头肌近端斜切以增加显露，逐步松解，向外侧脱位髌骨。探查股骨、胫骨假体松动，可见胫骨假体断裂。

第四章　膝关节置换术后假体松动

膝关节置换手术已经是很成功的手术。瑞典和新西兰的人工关节注册系统报道，人工膝关节假体 10 年的生存率都高达 96%。但是人工膝关节假体仍然会因多种原因失败。其中，假体无菌性松动是最为主要的失败原因，也是初次膝关节置换术后 2 年以后翻修的主要原因[1]。

导致膝关节置换术后假体松动的原因有许多，大体可以分为假体因素、手术因素和病人因素。

一、假体因素

早期的研究已经证实，膝关节聚乙烯垫片磨损产生的颗粒会诱发机体免疫反应，引起假体周围骨溶解[2]。进行性或大范围的骨溶解最终会导致膝关节假体松动。聚乙烯磨损的发生及严重程度受假体设计和假体材料的影响较大。现代膝关节假体通过改进聚乙烯的制作、消毒、抗氧化及储存工艺，改进聚乙烯与胫骨平台的锁定结构，改进非水泥型假体的固定机制，大大降低了聚乙烯磨损的发生率。

非骨水泥型假体通过初期的机械学固定和远期的骨长入固定来获得稳定。早期的非骨水泥型假体骨长入能力不足，假体与骨界面微动，影响了假体的固定。此外，由于钉孔的存在和假体 - 骨界面封闭不严密，容易出现假体周围骨溶解。通过假体设计的改进和新材料（如多孔骨小梁金属）的使用，现代非骨水泥型假体的初始稳定性和骨长入能力获得了较大的提升。

复杂的初次膝关节置换手术有时候会使用限制性假体。由于假体内部的限制性，使得假体 - 骨界面应力增加，早期松动的风险也增加。因此，使用限制性膝关节假体，通常需要增加髓内杆以分担假体承受的应力，并注意恢复下肢力线，避免残留内、外翻畸形。

二、手术因素

对于非骨水泥型假体，截骨的准确性对于膝关节假体的固定非常重要。如果非骨水泥型假体与截骨面接触不紧密，会导致假体骨长入不良、假体应力分布不均及假体微动。

对于骨水泥型假体的固定，需要良好的骨水泥技术[3]。骨床存留碎屑、脂肪、凝血块等会影响骨水泥的渗入和固定。此外，骨水泥与股骨或胫骨假体间结合不良也会影响假体的固定。

无论是非骨水泥型或骨水泥型假体，假体的位置和下肢的力线对于假体的长远固定都很重要[4]。如果膝关节假体内翻放置或下肢力线内翻，胫骨假体受力分布不均，内侧应力过大，假体松动、下沉、移位的概率增加。

膝关节的稳定性也会影响假体的固定。膝关节置换术后软组织不平衡、关节不稳定，就会出现胫股关节或髌股关节的运动轨迹异常和关节面异常活动，导致关节面之间异常的剪切应力和假体 - 骨界面的负荷增大，从而增加了假体松动的风险。

对于髌骨假体来说，髌骨假体位置不良、髌骨骨床和髌骨假体的厚度过大、股骨假体前移、股骨假体内旋、胫骨假体内旋等手术因素会引起髌骨轨迹不良（倾斜、半脱位或脱位）和髌骨假体应力增加，导致髌骨假体磨损、松动的风险增大。髌骨血运破坏引起的缺血性坏死也是髌骨假体松动的危险因素。

三、病人因素

随着膝关节置换术疗效的提升和膝关节假体生存率的增加，膝关节置换术的适应证有所扩大，年轻病人行膝关节置换的数量也在增加。但是，年轻的膝关节置换病人有较高的假体翻修率，可能与年轻病人有更高的活动水平、更高的功能要求、更长的预期寿命和更大的体重指数等有关。Vessely 等人的研究证实，初次膝关节置换手术时病人的年龄是假体生存率重要的影响因素[5]。初次膝关节置换手术时小于 60 岁的病人，膝关节假体 15 年的生存率为 85.9%；而初次膝关节置换手术时年龄为 60 ~ 80 岁的病人，膝关节假体 15 年的生存率高达 97.2%。

　　肥胖的病人，由于膝关节承受的负荷增大，理论上会增加假体的磨损和松动率。研究证实，体重指数和胫骨假体尺寸与膝关节假体移位和失败相关：高 BMI 和小尺寸胫骨假体的病人，胫骨假体松动和移位的发生率增大 [6]。

　　骨质疏松的病人，骨床对假体的支撑能力下降。尤其在胫骨侧，假体松动、下沉、移位的风险增加。因此，骨质疏松病人的膝关节置换，应考虑增加髓内杆以增强固定，并使用良好的骨水泥技术。

参考文献

1. Sharkey PF, Lichstein PM, Shen C, Tokarski AT, Parvizi J. Why are total knee arthroplasties failing today-has anything changed after 10 years? J Arthroplasty. 2014 Sep; 29(9): 1774-1778.

2. Goodman S. Wear particulate and osteolysis. Orthop Clin North Am. 2005 Jan; 36(1): 41-48.

3. Vanlommel J, Luyckx JP, Labey L, Innocenti B, De Corte R, Bellemans J. Cementing the tibial component in total knee arthroplasty: which technique is the best? J Arthroplasty. 2011 Apr; 26(3): 492-496.

4. Ritter MA, Davis KE, Meding JB, Pierson JL, Berend ME, Malinzak RA. The effect of alignment and BMI on failure of total knee replacement. J Bone Joint Surg Am. 2011 Sep 7; 93(17): 1588-1596.

5. Vessely MB, Whaley AL, Harmsen WS, Schleck CD, Berry DJ. The Chitranjan Ranawat Award: Long-term survivorship and failure modes of 1000 cemented condylar total knee arthroplasties. Clin Orthop Relat Res. 2006 Nov; 452: 28-34.

6. Berend ME, Ritter MA, Hyldahl HC, Meding JB, Redelman R. Implant migration and failure in total knee arthroplasty is related to body mass index and tibial component size. J Arthroplasty. 2008 Sep; 23(6 Suppl 1): 104-109.

病例 4.1

一、病历摘要

1. 女性，66 岁。

2. 病史

主诉："左膝关节置换术后 4 年，左膝关节疼痛半年，加重 2 个月"。

病人 4 年前行左膝关节置换术。半年前不慎跌伤后出现左膝关节疼痛，与活动相关，休息可缓解，无夜间痛。曾口服药物治疗，但症状逐渐进展。2 个月前疼痛加重，下蹲、上下楼困难，步行小于 200 米。

3. 查体

拄双拐。

左膝关节无明显畸形。左膝关节周围皮肤无发红，无明显肿胀。

左膝关节内侧压痛。

左膝关节无活动受限，活动度好。

4. 实验室检查

血常规：白细胞计数 7.03×10^9/L，中性粒细胞相对值 56.8%。

红细胞沉降率：8 mm/h。

C 反应蛋白：3.89 mg/L。

5. X 线片检查

左膝关节正、侧位和髌骨轴位 X 线片（图 4.1.1）。

下肢全长片（图 4.1.2）。

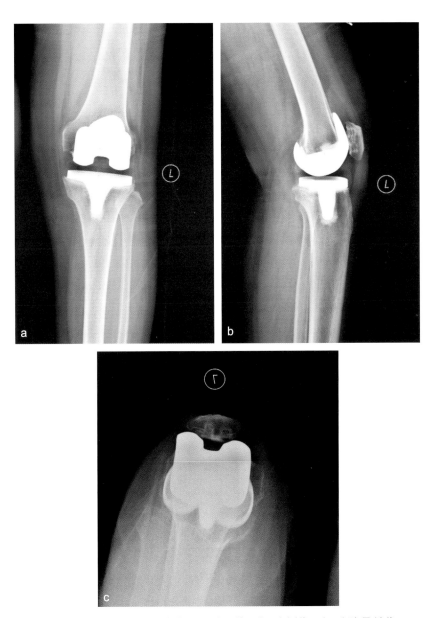

图 4.1.1　左膝关节 X 线片，（a）正位，（b）侧位，（c）髌骨轴位

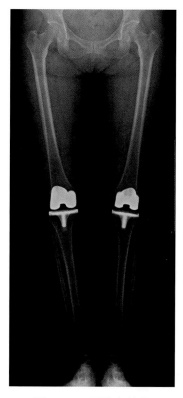

图 4.1.2　下肢全长片

二、病例分析

1. 初步评估

该病例的主要症状为左膝关节置换术后疼痛。

病史特点：病人左膝关节置换术后 4 年。半年前有膝关节外伤史。跌伤后出现左膝关节疼痛。疼痛与活动相关，休息可缓解，无夜间痛。疼痛影响行走、下蹲和上下楼。

查体特点：左膝关节内侧压痛。左膝关节无明显畸形，周围皮肤无发红，无明显肿胀，左膝关节活动度好。

通过病史和查体信息，初步判断膝关节置换术后假体松动可能性。

2．X 线片检查

左膝关节正、侧位 X 线片上可以发现，胫骨假体周围可见连续透亮线，提示膝关节假体松动。

左膝关节正、侧位 X 线片和下肢全长片测量：股骨远端外侧角 85°，胫骨近端内侧角 92°。下肢力线良好，无内、外翻畸形。

3．进一步检查

左膝关节 X 线断层摄影片（图 4.1.3）检查，发现胫骨假体周围连续透亮线，提示胫骨假体松动。

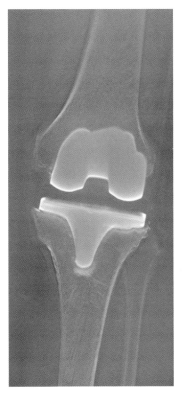

图 4.1.3　左膝关节 X 线断层摄影片

4．诊断

左膝关节置换术后假体松动。

5．鉴别诊断

病人的膝关节疼痛特点为活动后疼痛，无静息痛；查体未见膝关节红肿，无渗出；实验室检查显示白细胞、红细胞沉降率、C反应蛋白结果正常。基本除外膝关节感染。

6．术中所见

该病例行左膝关节翻修术。

术中所见：胫骨假体明显松动。

病例 4.2

一、病历摘要

1. 女性，57 岁。

2. 病史

主诉："右膝关节置换术后 8 年，右膝关节疼痛半年，加重伴活动受限 1 个月"。

病人 8 年前行右膝关节置换术，半年前出现右膝关节疼痛，与活动相关，休息可缓解，无夜间痛。症状逐渐进展。1 个月前疼痛加重，伴活动受限，下蹲、上下楼困难，步行小于 300 米。

3. 查体

跛行。

右膝关节屈曲畸形。右膝关节周围皮肤无发红，无肿胀。

右膝关节髌骨内缘压痛。

右膝关节明显活动受限，伸直 -5°，屈曲 40°。

4. 实验室检查

血常规：白细胞计数 5.42×10^9/L，中性粒细胞相对值 58.2%。

红细胞沉降率：8 mm/h。

C 反应蛋白：2.69 mg/L。

5. X 线片检查

右膝关节正、侧位 X 线片（图 4.2.1）。

下肢全长片（图 4.2.2）。

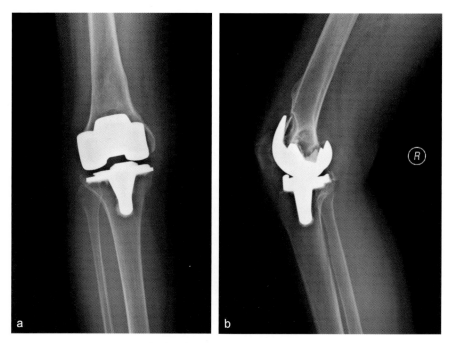

图 4.2.1　右膝关节 X 线片，（a）正位，（b）侧位

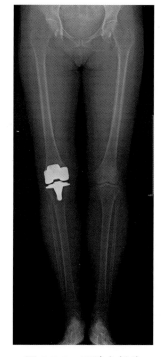

图 4.2.2　下肢全长片

二、病例分析

1．初步评估

该病例的主要症状为右膝关节置换术后疼痛。

病史特点：病人右膝关节置换术后8年。术后7年半出现右膝关节疼痛。疼痛与活动相关，休息可缓解，无夜间痛。症状逐渐加重，伴活动受限，影响行走、下蹲和上下楼。

查体特点：右膝关节屈曲畸形。右膝关节明显活动受限。

通过病史和查体信息，初步判断膝关节置换术后假体磨损、松动可能性。膝关节活动明显受限（伸直 -5°，屈曲 40°），提示膝关节置换术后僵直。

2．X 线片检查

右膝关节正、侧位 X 线片上可以发现，股骨假体周围透亮线，大面积骨溶解，股骨假体移位、内翻，提示膝关节假体松动。

下肢全长片显示右下肢力线不正，膝内翻，股骨假体内翻。

3．进一步检查

右膝关节 X 线断层摄影片（图 4.2.3）检查，发现股骨假体周围大面积骨溶解。

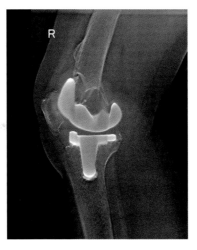

图 4.2.3　右膝关节 X 线断层摄影片

4．诊断

右膝关节置换术后假体松动，膝关节僵直。

5．鉴别诊断

病人的膝关节疼痛特点为活动后疼痛，无静息痛或夜间痛；查体右膝关节周围皮肤无发红，无肿胀；实验室检查显示白细胞、红细胞沉降率、C反应蛋白结果正常。基本除外膝关节置换术后假体周围感染。

6．术中所见

该病例行右膝关节翻修术。

术中所见：股四头肌腱瘢痕组织明显，膝关节内滑膜增生严重，股骨假体松动，胫骨假体无明确松动。股骨侧骨溶解严重。

病例 4.3

一、病历摘要

1. 女性，62 岁。

2. 病史

主诉："左膝关节置换术后 9 年，左膝关节疼痛 1 年"。

病人 9 年前行左膝关节置换术，1 年前出现左膝关节疼痛，与活动相关，休息可缓解，无夜间痛。症状逐渐进展，下蹲、上下楼困难，步行小于 400 米。

病人有类风湿关节炎病史。

3. 查体

跛行。

左膝关节内翻畸形。左膝关节周围皮肤无发红，无肿胀。

左膝关节内侧压痛。

左膝关节活动无明显受限。

4. 实验室检查

血常规：白细胞计数 $8.48 \times 10^9/L$，中性粒细胞相对值 54.8%。

红细胞沉降率：52 mm/h。

C 反应蛋白：34.30 mg/L。

类风湿因子：234 IU/ml。

5. X 线片检查

左膝关节正、侧位和髌骨轴位 X 线片（图 4.3.1）。

下肢全长片（图 4.3.2）。

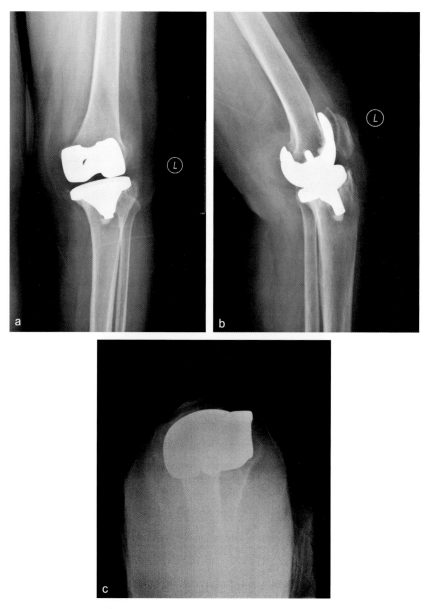

图 4.3.1　左膝关节 X 线片，（a）正位，（b）侧位，（c）髌骨轴位

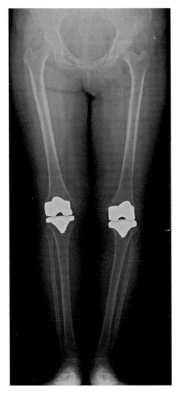

图 4.3.2 下肢全长片

二、病例分析

1．初步评估

该病例的主要症状为左膝关节置换术后疼痛。

病史特点：病人左膝关节置换术后 9 年。术后 8 年出现左膝关节疼痛。疼痛与活动相关，休息可缓解，无夜间痛。症状逐渐加重，影响行走、下蹲和上下楼。

查体特点：左膝关节内翻畸形。左膝关节周围皮肤无发红，无肿胀。左膝关节内侧压痛。

通过病史和查体信息，初步判断膝关节置换术后假体松动可能性。

2．X线片检查

左膝关节正、侧位X线片上可以发现，胫骨假体内翻、下沉移位，胫骨假体远端骨水泥壳断裂。提示膝关节假体松动。

下肢全长片显示左下肢力线不正，膝内翻明显，胫骨假体明显内翻。

3．进一步检查

左膝关节X线断层摄影片（图4.3.3）检查，发现胫骨假体内翻、下沉移位，胫骨假体远端骨水泥壳断裂。

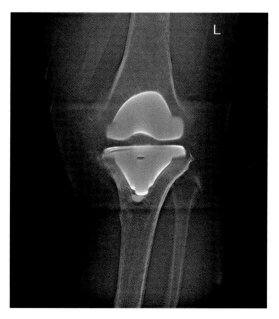

图 4.3.3　左膝关节 X 线断层摄影片

4．诊断

左膝关节置换术后假体松动。

5．鉴别诊断

病人的膝关节疼痛特点为活动后疼痛，无静息痛或夜间痛；查体右膝关节周围皮肤无发红，无肿胀；实验室检查显示白细胞正常；红细胞沉降率、C反应蛋白结果升高考虑与类风湿关节炎疾病相关。术前膝关节穿刺液培养未生长细菌。膝关节置换术后假体周围感染可能性小。

6. 术中所见

该病例行左膝关节翻修术。

术中所见：膝关节滑膜增生，关节液清亮。胫骨假体松动内翻，聚乙烯垫片磨损。胫骨内侧及后方骨缺损，股骨外侧髁前侧少量骨缺损。

第五章　膝关节置换术后感染

膝关节置换术后感染是灾难性的并发症。对骨科医生而言，术后感染的诊断与处理仍然存在许多困难，在手术技术上也是极大的挑战。对病人而言，术后感染意味着数次手术和较差的功能预后。此外，人工膝关节假体周围感染翻修还会带来住院日的延长和巨大的经济负担。

初次膝关节置换术后感染的发生率为0.39% ~ 3.9%[1]。类风湿关节炎、创伤性关节炎的病人更容易发生术后感染。感染的危险因素还有：糖尿病、肥胖、血液病、免疫低下、激素治疗、恶性肿瘤、皮肤条件差、手术时间长、术后关节血肿、伤口并发症等[2]。

英格兰、瑞典、澳大利亚等人工关节注册系统的数据显示，人工膝关节翻修的主要原因是无菌性松动和感染；近10余年来，因感染而翻修的比例在增加[3]。许多临床研究也发现，感染是目前人工膝关节翻修术最为常见的原因，占20.4% ~ 27.4%；初次膝关节置换术2年以内，假体周围感染是翻修的主要原因[4]。

因此，对膝关节置换术后疼痛不适的病人，要考虑关节假体周围感染的可能性。对可疑感染的病人，需要通过病史、查体、影像学检查、实验室检查等方法来明确诊断，并尽可能找到病原菌和敏感抗生素。

目前，关节假体周围感染还没有单一的诊断标准。国际上使用较多的诊断标准有：骨骼肌肉系统感染协会（MSIS）诊断标准[5]和关节假体周围感染国际共识组（ICG）诊断标准[6]。

一、骨骼肌肉系统感染协会（MSIS）诊断标准

当存在如下三种情况之一时即可诊断为关节假体周围感染：

1. 存在与假体相通的窦道；

2. 至少两处组织或关节液标本培养阳性；

3. 符合6个指标中的4个：

a. 红细胞沉降率（ESR）和 C 反应蛋白（CRP）升高；

b. 关节液白细胞计数升高；

c. 关节液多形核白细胞比例（PMN%）升高；

d. 关节内脓液；

e. 单次假体周围组织或关节液培养阳性；

f. 假体周围组织学分析，400 倍放大率，5 个高倍视野中，中性粒细胞计数 >5 个 / 高倍视野。

二、关节假体周围感染国际共识组（ICG）诊断标准

当存在 2 个主要指标中的 1 个，或 5 个次要指标中的 3 个时即可诊断为关节假体周围感染：

主要指标：

1. 两次假体周围（组织或关节液）培养阳性；
2. 存在与关节相通的窦道。

次要指标：

1. C 反应蛋白（CRP）和红细胞沉降率（ESR）升高；
2. 关节液白细胞计数升高或者白细胞酯酶试纸（++）改变；
3. 关节液多形核白细胞比例（PMN%）升高；
4. 假体周围组织学分析阳性；
5. 单次培养阳性。

关节假体周围感染国际共识组（ICG）对上述次要指标给出了建议参考阈值。对于急性假体周围感染（小于 90 天），上述各次要指标的参考阈值为：

1. C 反应蛋白 100 mg/L，红细胞沉降率无参考阈值；
2. 关节液白细胞计数 10 000 个 /μl，白细胞酯酶试纸（+）或（++）；
3. 关节液多形核白细胞比例 90%；
4. 假体周围组织学分析，400 倍放大率，5 个高倍视野中，中性粒细胞计数 >5 个 / 高倍视野。

对于慢性假体周围感染（大于 90 天），上述各次要指标的参考阈值为：

1. C 反应蛋白 10 mg/L，红细胞沉降率 30 mm/h；

2. 关节液白细胞计数 3000 个 /μl，白细胞酯酶试纸（＋）或（＋＋）；

3. 关节液多形核白细胞比例 80%；

4. 假体周围组织学分析，400 倍放大率，5 个高倍视野中，中性粒细胞计数 >5 个 / 高倍视野。

参考文献

1. Phillips JE, Crane TP, Noy M, Elliott TS, Grimer RJ. The incidence of deep prosthetic infections in a specialist orthopaedic hospital: a 15-year prospective survey. J Bone Joint Surg Br. 2006 Jul; 88(7): 943-948.

2. George DA, Drago L, Scarponi S, Gallazzi E, Haddad FS, Romano CL. Predicting lower limb periprosthetic joint infections: A review of risk factors and their classification. World J Orthop. 2017 May 18; 8(5): 400-411.

3. Khan M, Osman K, Green G, Haddad FS. The epidemiology of failure in total knee arthroplasty: avoiding your next revision. Bone Joint J. 2016 Jan; 98-B(1 Suppl A): 105-112.

4. Sharkey PF, Lichstein PM, Shen C, Tokarski AT, Parvizi J. Why are total knee arthroplasties failing today-has anything changed after 10 years? J Arthroplasty. 2014 Sep; 29(9): 1774-1778.

5. Parvizi J, Zmistowski B, Berbari EF, Bauer TW, Springer BD, Della Valle CJ, Garvin KL, Mont MA, Wongworawat MD, Zalavras CG. New definition for periprosthetic joint infection: from the Workgroup of the Musculoskeletal Infection Society. Clin Orthop Relat Res. 2011 Nov; 469(11): 2992-2994.

6. Parvizi J, Gehrke T; International Consensus Group on Periprosthetic Joint Infection. Definition of periprosthetic joint infection. J Arthroplasty. 2014 Jul; 29(7): 1331.

病例 5.1

一、病例摘要

1. 男性，54 岁。
2. 病史

主诉："左膝关节置换术后 1 年，左膝关节疼痛、肿胀 1 年"。

病人 1 年前行左膝关节置换术。术后出现左膝关节肿痛，行走困难，与活动相关，休息有缓解，有夜间痛。曾口服药物、理疗、关节内注射等治疗，但左膝关节肿痛无明显好转。症状逐渐进展。

3. 查体

左膝关节无明显畸形，左膝关节明显肿胀，膝关节周围皮肤无发红。

左膝关节内侧压痛。

左膝关节活动无明显受限。

4. 实验室检查

血常规：白细胞计数 7.16×10^9/L，中性粒细胞相对值 46.2%。

红细胞沉降率：11 mm/h。

C 反应蛋白：8.99 mg/L。

5. X 线片检查

左膝关节正、侧位和髌骨轴位 X 线片（图 5.1.1）。

下肢全长片（图 5.1.2）。

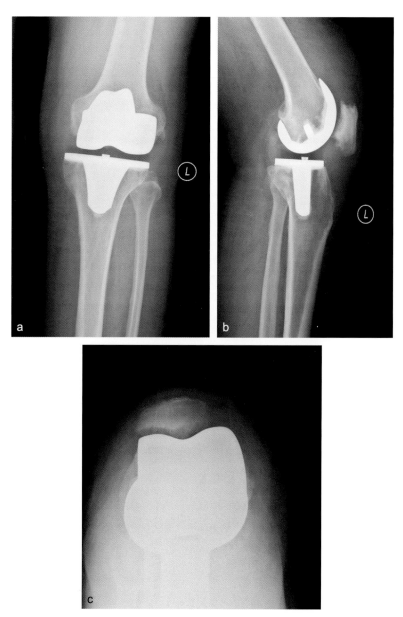

图 5.1.1　左膝关节 X 线片，（a）正位，（b）侧位，（c）髌骨轴位

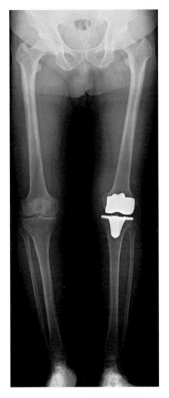

图 5.1.2　下肢全长片

二、病例分析

1. 初步评估

该病例的主要症状为左膝关节置换后疼痛、肿胀。

病史特点：病人 1 年前行左膝关节置换术。术后出现左膝关节肿痛，行走困难，与活动相关，休息有缓解，有夜间痛。术后有关节内注射史。保守治疗后左膝关节肿痛无明显好转。症状逐渐进展。

查体特点：左膝关节无明显畸形，左膝关节明显肿胀，膝关节周围皮肤无发红。左膝关节内侧压痛。左膝关节活动无明显受限。

通过病史和查体信息，初步判断膝关节置换术后假体周围感染可能。

2．X线片检查

左膝关节正、侧位X线片上未发现假体周围透亮线，未见骨溶解，股骨和胫骨假体无移位。

下肢全长片显示下肢力线良好，无内、外翻畸形。

3．进一步检查

膝关节穿刺检查。

关节液白细胞计数5201个/μl，关节液多形核白细胞比例45%。

关节液培养结果：光滑假丝酵母菌。

4．诊断

左膝关节置换术后假体周围感染。

5．该病例行左膝关节分期翻修术

病例 5.2

一、病例摘要

1．女性，59 岁。

2．病史

主诉："右膝关节置换术后 2 年，右膝关节疼痛、肿胀 1 年"。

病人 2 年前行右膝关节置换术，术后恢复良好。1 年前无明显诱因出现右膝关节疼痛、肿胀，伴活动受限。

3．查体

轮椅推入。

右膝关节肿胀，膝关节皮温略高，膝关节周围皮肤无发红，无窦道。

右膝关节活动受限，伸膝 -10°，屈膝 90°。

4．实验室检查

血常规：白细胞计数 6.01×10^9/L，中性粒细胞相对值 55.4%。

红细胞沉降率：70 mm/h。

C 反应蛋白：26.0 mg/L。

5．X 线片检查

右膝关节正、侧位 X 线片（图 5.2.1）。

二、病例分析

1．初步评估

该病例的主要症状为右膝关节置换术后疼痛、肿胀。

病史特点：病人 2 年前行右膝关节置换术，术后恢复良好。1 年前无明显诱因出现右膝关节疼痛、肿胀，伴活动受限。

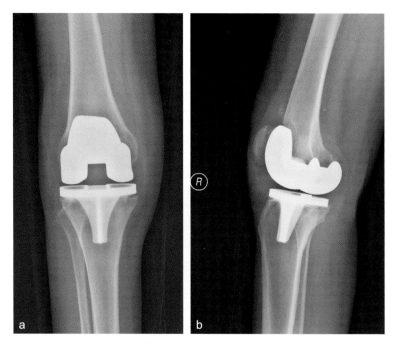

图 5.2.1　右膝关节 X 线片，（a）正位，（b）侧位

查体特点：右膝关节肿胀，膝关节皮温略高，膝关节周围皮肤无发红，无窦道。右膝关节活动受限，伸膝 -10°，屈膝 90°。

通过病史和查体信息，初步判断膝关节置换术后假体周围感染、假体松动可能。

2．X 线片检查

右膝关节正、侧位 X 线片上可以发现胫骨假体内侧平台下骨吸收，股骨假体滑车下骨吸收。股骨和胫骨假体无下沉、移位等松动表现。

3．进一步检查

膝关节穿刺检查。

关节液白细胞计数 48 000 个 /µl，关节液多形核白细胞比例 95%。

关节液培养结果：屎肠球菌。

4．诊断

右膝关节置换术后假体周围感染。

5．该病例行右膝关节分期翻修术

病例 5.3

一、病历摘要

1. 男性，66 岁。

2. 病史

主诉："右膝关节置换术后 10 个月，右膝关节疼痛、肿胀伴发热 3 天"。

病人 10 个月前行右膝关节置换术。术后恢复良好。3 天前右小腿湿疹发作，皮肤瘙痒，随后出现右膝关节疼痛、肿胀，伴发热，体温最高 38℃。

3. 查体

右膝关节肿胀，膝关节周围皮肤发红，皮温高。

右膝关节广泛压痛，张力高。

右膝关节惧痛，屈伸活动受限。

4. 实验室检查

血常规：白细胞计数 15.26×10^9/L，中性粒细胞相对值 84.5%。

红细胞沉降率：13 mm/h。

C 反应蛋白：53 mg/L。

5. X 线片检查

右膝关节正、侧位 X 线片（图 5.3.1）。

下肢全长片（图 5.3.2）。

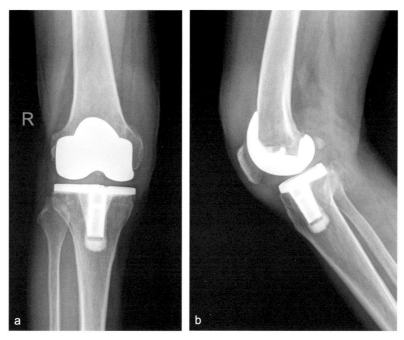

图 5.3.1 右膝关节 X 线片,(a)正位,(b)侧位

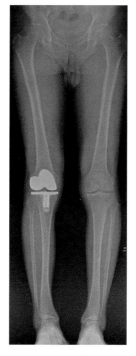

图 5.3.2 下肢全长片

二、病例分析

1. 初步评估

该病例的主要症状为右膝关节置换术后疼痛、肿胀伴发热。

病史特点：病人右膝关节置换术后 10 个月。3 天前右小腿湿疹发作，皮肤瘙痒，随后出现右膝关节疼痛、肿胀，伴发热。

查体特点：右膝关节肿胀，膝关节周围皮肤发红，皮温高。右膝关节广泛压痛，张力高。右膝关节惧痛，屈伸活动受限。

通过病史和查体信息，初步判断膝关节置换术后假体周围感染（急性血源性）可能。

2. X 线片检查

右膝关节正、侧位 X 线片上未发现假体周围透亮线，未见骨溶解，股骨和胫骨假体无移位。

下肢全长片显示下肢力线良好，无内、外翻畸形。

3. 进一步检查

膝关节穿刺检查。

穿刺液为脓液。

穿刺液培养结果：缓症链球菌。

4. 诊断

右膝关节置换术后假体周围感染。

5. 该病例行右膝关节分期翻修术

第六章　膝关节置换术后不稳定

膝关节置换术后不稳定是人工膝关节翻修的重要原因之一。在膝关节翻修原因中，膝关节不稳定占的比例为 7%～21.2%。

膝关节不稳定的原因可以来自于术前、术中和术后。术前膝关节不稳定的情况有膝关节韧带损伤、严重畸形韧带牵伸松弛、结缔组织病多关节韧带松弛等。对这些病人，需要通过韧带重建或使用限制性假体来改善膝关节的稳定性。术中股骨或胫骨截骨不正、膝关节屈伸间隙不平衡、膝关节内外侧软组织不平衡均会导致膝关节置换术后不稳定。术后内外侧副韧带断裂会导致膝关节不稳定。对于后交叉韧带保留型假体，后交叉韧带松弛或断裂会引起膝关节不稳定。而对于后稳定型假体，胫骨聚乙烯垫片立柱损伤断裂会导致膝关节不稳定。此外，膝关节置换术后聚乙烯磨损、假体松动下沉移位均会继发膝关节不稳定。

膝关节置换术后不稳定可以发生于膝关节的伸直位或屈曲位，可以是内外方向或前后方向，可以是单方向也可以是多方向的[1]。

一、膝关节置换术后伸直位不稳定

膝关节置换术后伸直位不稳定的原因可以是膝关节截骨不合适导致，也可以是膝关节软组织不平衡引起[2]。

股骨远端截骨量过大会导致膝关节伸直间隙大于屈曲间隙，膝关节伸直位松弛、不稳定。使用加厚的聚乙烯垫片虽然能够平衡伸直间隙，但会引起屈膝困难。而增加股骨后髁截骨量并使用加厚的聚乙烯垫片会引起关节线上移、膝关节中度屈曲位不稳定。

股骨远端或胫骨近端冠状面截骨角度不合适会导致膝关节内翻或外翻畸形，膝关节伸直间隙内外侧不对称，出现膝关节外侧或内侧不稳定。

大部分膝关节骨关节炎是膝内翻畸形，内侧软组织紧张，伴外侧软组织相对松弛。膝关节置换手术时，如果内侧副韧带、内后侧关节囊松解不够，或者骨赘残留，就有可能在膝关节置换术后残留膝内翻畸形伴膝关节不稳定。

类风湿关节炎常常表现为膝外翻畸形，股骨外侧髁、外侧胫骨平台骨缺损，膝关节外侧软组织紧张，内侧软组织松弛，髌骨半脱位或脱位。初次膝关节置换术时如果下肢力线纠正不足，膝关节外侧软组织松解不够，就容易残留胫股关节和髌股关节不稳定。

二、膝关节置换术后屈曲位不稳定

无论是保留后交叉韧带的膝关节假体，或者是后稳定型膝关节假体，均有可能出现屈曲位不稳定[3]。虽然后稳定型膝关节假体有凸轮和立柱设计来提供后方稳定性，但严重的膝关节屈曲位不稳定也会导致膝关节脱位。

与伸直位不稳定原因一样，膝关节置换术后屈曲位不稳定可以由膝关节截骨不合适或者膝关节软组织松弛引起。

股骨后髁截骨量大，股骨假体型号偏小，会导致膝关节屈曲间隙过大，出现膝关节屈曲位不稳定。胫骨近端截骨后倾角度也会影响屈曲间隙。后倾角度过大，膝关节屈曲间隙增大，出现膝关节屈曲位不稳定；后倾角度过小，膝关节屈曲间隙减小，出现膝关节屈曲活动受限。

股骨假体旋转位置不良也会影响屈曲间隙。如果股骨假体内旋位放置，会导致膝关节屈曲间隙内、外侧不对称，屈曲位不稳定。

如果是保留后交叉韧带的膝关节假体，后交叉韧带的功能对于膝关节的屈曲稳定性非常重要[4]。后交叉韧带松弛或功能不良，会出现膝关节前后向不稳定，在屈膝活动时，股骨假体相对于胫骨假体前移。后交叉韧带紧张，屈膝活动受限。后交叉韧带功能不良的常见原因：炎症性关节炎后交叉韧带炎性病变，后交叉韧带慢性损伤退变，初次膝关节置换术中损伤后交叉韧带，术后屈膝功能锻炼时损伤后交叉韧带。

三、膝关节置换术后过伸不稳定

膝关节置换术后过伸不稳定比较少见。

膝关节置换术后过伸不稳定的原因多来自于膝关节周围软组织，且往往与病人的疾病相关[5]。神经源性骨关节病、脊髓灰质炎后遗症等病人，常常有股四头肌无力，膝关节后方关节囊、韧带松弛。类风湿关节炎病人由于骨性变形、髂胫束及外侧结构挛缩，容易出现外翻、过伸畸形。

这些病人的初次膝关节置换手术，应特别注意膝关节的截骨和软组织平衡[6]。此外，应准备限制性假体。初次膝关节置换处理不当就很可能出现膝关节置换术后过伸不稳定。

参考文献

1. Cottino U, Sculco PK, Sierra RJ, Abdel MP. Instability after total knee arthroplasty. Orthop Clin North Am. 2016 Apr; 47(2): 311-316.

2. Vince KG, Abdeen A, Sugimori T. The unstable total knee arthroplasty: causes and cures. J Arthroplasty. 2006 Jun; 21(4 Suppl 1): 44-49.

3. Pagnano MW, Hanssen AD, Lewallen DG, Stuart MJ. Flexion instability after primary posterior cruciate retaining total knee arthroplasty. Clin Orthop Relat Res. 1998 Nov; (356): 39-46.

4. Can A, Erdogan F, Erdogan AO. Tibiofemoral instability after primary total knee arthroplasty: posterior-stabilized implants for obese patients. Orthopedics. 2017 Sep 1; 40(5): e812-e819.

5. Tigani D, Fosco M, Amendola L, Boriani L. Total knee arthroplasty in patients with poliomyelitis. Knee. 2009 Dec; 16(6): 501-506.

6. Meding JB, Keating EM, Ritter MA, Faris PM, Berend ME. Total knee replacement in patients with genu recurvatum. Clin Orthop Relat Res. 2001 Dec; (393): 244-249.

病例 6.1

一、病历摘要

1. 女性，70 岁。

2. 病史

主诉："左膝关节置换术后 2 年半，左膝关节疼痛 2 年，加重 3 个月"。

病人 2 年半前行左膝关节置换术。术后半年出现左膝关节活动后疼痛，近 3 个月来疼痛加重，步行距离小于 10 米，蹲起、上下楼困难。

3. 查体

跛行步态。

左膝关节无明显畸形。左膝关节无肿胀，周围皮肤无发红，无渗出。

左膝关节外侧、髌骨上缘压痛。

左膝关节伸直 0°，屈曲 120°。

左膝关节内翻应力试验（＋）。

4. 实验室检查

血常规：白细胞计数 5.32×10^9/L，中性粒细胞相对值 70.9%。

红细胞沉降率：4 mm/h。

C 反应蛋白：1.57 mg/L。

5. X 线片检查

左膝关节正、侧位和髌骨轴位 X 线片（图 6.1.1）。

下肢全长片（图 6.1.2）。

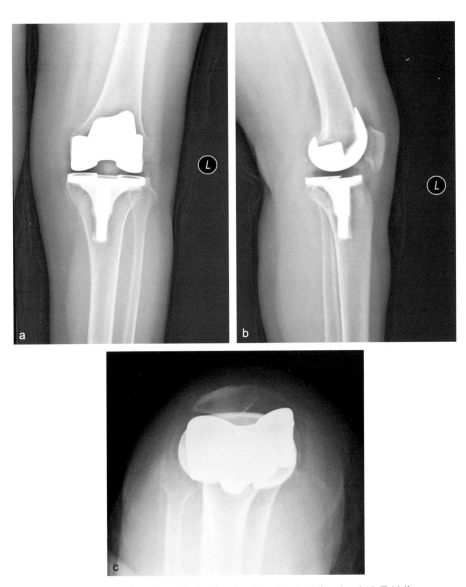

图 6.1.1　左膝关节 X 线片,(a)正位,(b)侧位,(c)髌骨轴位

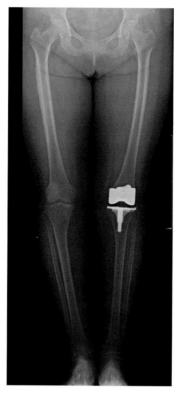

图 6.1.2   下肢全长片

二、病例分析

1. 初步评估

该病例的主要症状为左膝关节置换术后疼痛。

病史特点：病人 2 年半前行左膝关节置换术。膝关节置换术后半年即有疼痛不适，逐渐加重，蹲起、上下楼动作困难。疼痛与活动相关，无夜间痛。

查体特点：左膝关节无明显畸形。左膝关节外侧、髌骨上缘压痛。膝关节内翻应力试验（＋）。

通过病史和查体信息，初步判断膝关节伸直位外侧不稳定。

2．X 线片检查

左膝关节正、侧位 X 线片上未发现假体周围透亮线，股骨、胫骨假体无下沉、移位征象。测量股骨远端外侧角 82°，胫骨近端内侧角 89°。

下肢全长片显示下肢力线良好，无内、外翻畸形。

3．进一步检查

左膝关节侧方应力位 X 线片（图 6.1.3）检查，发现在膝关节内翻应力下，膝关节外侧间隙明显增大，证实左膝关节外侧不稳定。

4．诊断

左膝关节置换术后不稳定。

5．鉴别诊断

病人的膝关节疼痛特点为活动后疼痛，无静息痛；查体未见膝关节红

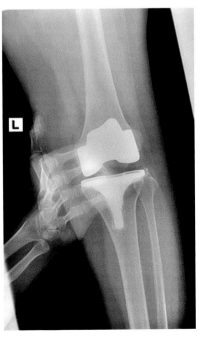

图 6.1.3　左膝关节侧方应力位 X 线片

肿；实验室检查显示白细胞、红细胞沉降率、C反应蛋白结果正常。基本除外膝关节感染。

膝关节正、侧位X线片未发现假体周围透亮线，股骨、胫骨假体无下沉、移位征象，膝关节假体松动可能性小。

6. 术中所见

该病例行左膝关节翻修术。

术中探查证实左膝关节外侧不稳定，股骨和胫骨假体固定可靠，无松动。

病例 6.2

一、病历摘要

1. 女性，55 岁。

2. 病史

主诉："左膝关节置换术后 7 年，左膝关节高屈曲后疼痛、活动受限 3 天"。

病人 7 年前行左膝关节置换术。术后恢复较好，未定期复查。3 天前左膝关节下跪动作后出现疼痛，左膝关节无法活动。

3. 查体

坐轮椅推入病房。

左膝关节屈膝位。左膝关节周围皮肤无发红，轻度肿胀。

左膝关节内侧、髌骨内缘压痛。

左膝关节活动受限，处于屈曲 35° 位，无法伸直。双下肢无水肿，无感觉减退，双侧足背动脉搏动可触及。

4. 实验室检查

血常规：白细胞计数 7.03×10^9/L，中性粒细胞相对值 46.1%。

红细胞沉降率：7 mm/h。

C 反应蛋白：3.68 mg/L。

5. X 线片检查

左膝关节正、侧位 X 线片（图 6.2.1）。

下肢全长片（图 6.2.2）。

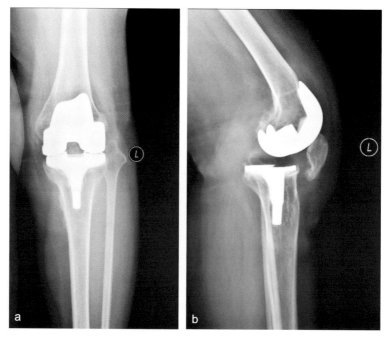

图 6.2.1　左膝关节 X 线片，（ a ）正位，（ b ）侧位

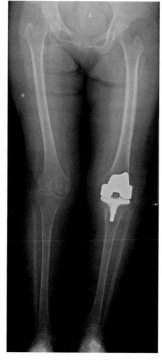

图 6.2.2　下肢全长片

二、病例分析

1. 初步评估

该病例的主要症状为左膝关节置换术后疼痛、活动受限。

病史特点：病人 7 年前行左膝关节置换。3 天前左膝关节下跪动作后出现疼痛，左膝关节无法活动。

查体特点：病人无法站立行走，左膝关节轻度肿胀，膝关节内侧、髌骨内缘压痛。左膝关节活动受限，处于屈曲 35° 位，无法伸直。

通过病史和查体初步判断膝关节置换术后不稳定，脱位。

2. X 线片检查

左膝关节侧位 X 线片显示初次膝关节假体为后稳定型假体，股骨假体和胫骨假体明显对位不正，股骨假体相对于胫骨假体前移，提示左膝关节不稳定，胫股关节脱位。

左膝关节正、侧位 X 线片上可以发现，胫骨假体周围连续透亮线，胫骨假体前倾移位，提示膝关节假体松动。

膝关节处于屈曲位，无法伸直。下肢全长片不能准确显示假体位置与下肢力线。

3. 进一步检查

左膝关节 X 线断层摄影片（图 6.2.3）检查，发现胫骨假体周围连续透亮线，证实胫骨假体松动。

4. 诊断

左膝关节置换术后不稳定，脱位，假体松动。

5. 鉴别诊断

病人左膝关节置换术后 7 年，3 天前左膝关节下跪后出现疼痛；查体膝关节周围皮肤无发红，无渗出；实验室检查显示白细胞、红细胞沉降率、C 反应蛋白结果正常。基本除外膝关节感染。

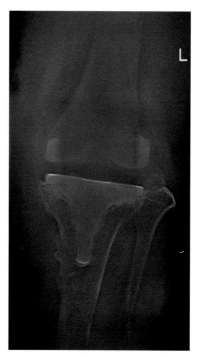

图 6.2.3　左膝关节断层 X 线片

6. 术中所见

该病例行左膝关节翻修术。

麻醉后，左膝关节轻松复位。术中探查见膝关节假体周围滑膜增生，未见血肿，未见脓液。左膝关节屈曲位不稳定，胫骨假体松动。

病例 6.3

一、病历摘要

1. 女性，63 岁。

2. 病史

主诉："右膝关节置换术后 3 年半，右膝关节疼痛、行走不稳定半年"。

病人 3 年半前行右膝关节置换术。半年前行走过量后出现右膝关节疼痛，膝关节不稳定感，休息可缓解，无夜间痛。症状逐渐进展。

3. 查体

跛行步态。

右膝关节周围皮肤无发红，无肿胀。

右膝关节外侧、髌骨外缘压痛。

右膝关节过伸 10°，屈曲 110°。

右膝关节内翻应力试验（＋）。

4. 实验室检查

血常规：白细胞计数 5.35×10^9/L，中性粒细胞相对值 53.6%。

红细胞沉降率：13 mm/h。

C 反应蛋白：1.32 mg/L。

5. X 线片检查

右膝关节正、侧位及髌骨轴位 X 线片（图 6.3.1）。

下肢全长片（图 6.3.2）。

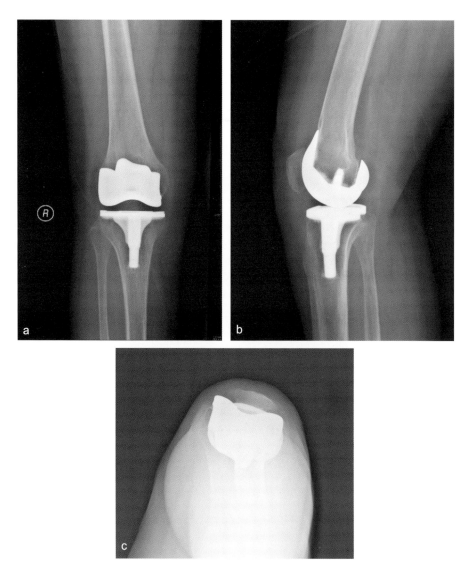

图 6.3.1　右膝关节 X 线片，（a）正位，（b）侧位，（c）髌骨轴位

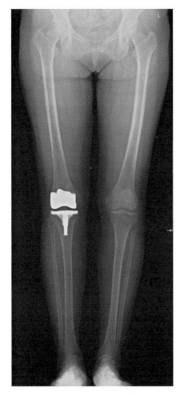

图 6.3.2　下肢全长片

二、病例分析

1. 初步评估

该病例的主要症状为右膝关节置换后疼痛、不稳定感。

病史特点：病人 3 年半前行右膝关节置换术。膝关节置换术后 3 年出现疼痛、膝关节不稳定。有行走过量病史。疼痛与活动相关，休息可缓解，无夜间痛。

查体特点：右膝关节外侧、髌骨外缘压痛，右膝关节过伸 10°，膝关节内翻应力试验（+）。

通过病史和查体信息，初步判断膝关节过伸不稳定、膝关节伸直位外侧不稳定。

2．X线片检查

右膝关节正、侧位X线片上未发现假体周围透亮线，股骨、胫骨假体无下沉、移位征象。测量股骨远端外侧角83°，胫骨近端内侧角90°。

下肢全长片显示下肢力线良好，无内、外翻畸形。

3．进一步检查

右膝关节X线断层摄影片（图6.3.3）检查，发现膝关节过伸15°，膝关节外侧关节间隙增大，提示右膝关节过伸及外侧不稳定。未见假体周围透亮线，未见假体移位。

4．诊断

右膝关节置换术后不稳定。

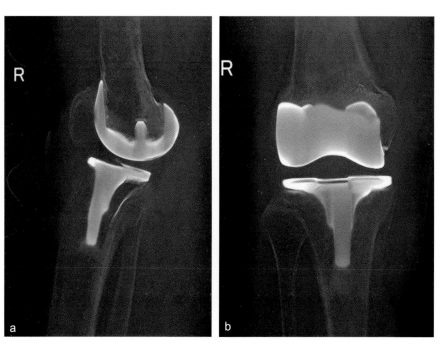

图6.3.3　右膝关节X线断层摄影片，（a）侧位，（b）正位

5．鉴别诊断

病人的膝关节疼痛特点为活动后疼痛，无静息痛；查体未见膝关节红肿，无渗出；实验室检查显示白细胞、红细胞沉降率、C 反应蛋白结果正常。基本除外膝关节感染。

膝关节正、侧位 X 线片及 X 线断层摄影片上未发现假体周围透亮线，股骨、胫骨假体无移位，膝关节假体松动可能性小。

6．术中所见

该病例行右膝关节翻修术。

术中探查证实右膝关节过伸不稳定，伸直位外侧不稳定，膝关节屈曲位尚稳定。检查股骨及胫骨假体稳定，无松动。

第七章　膝关节置换术后僵直

膝关置换术后僵直通常是指膝关节置换术后，膝关节活动度差，膝关节伸直受限或者屈曲受限，严重者甚至丧失活动度。

目前，活动度受限到何种程度定义为膝关节僵直仍有争议[1]。不同的定义包括：膝关节屈曲挛缩超过 15° 和膝关节屈曲不足 75°，最大膝关节活动范围小于 70°，屈曲挛缩超过 10° 和最大活动范围小于 90°，等等[2]。可以认为，伸直受限 15° 以上，或者屈曲不足 90°，会影响到日常活动和功能，需要寻找原因和处理。

膝关节置换术后的关节活动度受多种因素影响，通常可以分为术前因素、手术因素和术后因素。

一、术前因素

研究发现，初次膝关节置换术前膝关节的活动度是影响膝关节术后活动度最重要的因素[3]。术前活动受限的病人，容易在膝关节置换术后出现膝关节僵直。术前可能影响膝关节活动度的疾病包括：创伤性关节炎、感染性关节炎、类风湿关节炎、强直性脊柱炎等。既往膝关节多次手术病史的病人往往会出现膝关节活动受限，也是膝关节术后僵直的重要危险因素。

其他影响膝关节术后活动度的危险因素有：糖尿病、肺病、吸烟、年龄等。有研究报道，行膝关节置换术的年轻病人术后膝关节僵直的发生率较高。虽然未能证实体重指数与术后活动度的相关性，但是下肢肥胖的病人在屈膝时，膝关节后方软组织的挤压撞击有可能会导致膝关节活动度减少。

此外，膝关节伸膝装置问题，尤其是髌骨低位，也常常影响膝关节的屈曲活动，同时也导致膝关节置换术中显露困难，增加了伸膝装置损伤的风险。

二、手术因素

膝关节置换术中，通过骨赘清理、软组织松解、股骨和胫骨截骨、假体尺寸选择等，可以调节膝关节的屈伸间隙和软组织张力，对膝关节活动度产生影响。

膝关节术中屈伸间隙不平衡会影响膝关节的活动度。伸直间隙小于屈曲间隙会导致膝关节伸直受限。常见的原因有股骨远端截骨量偏小，导致伸直间隙小于屈曲间隙；或者屈曲间隙过大，使用较厚的聚乙烯垫片，导致膝关节伸直受限。术前关节畸形、屈曲挛缩的病人，如果术中膝关节后方骨赘残留、后方软组织松解不足均会导致畸形残留、伸膝受限。

影响膝关节屈曲的因素也很多。股骨后髁截骨量偏小，或者股骨假体前后径选择偏大，会导致屈曲间隙小于伸直间隙，膝关节屈曲受限。股骨前后髁截骨相对于通髁轴过于内旋位，会导致屈曲间隙不对称狭窄，同时也会影响髌骨轨迹，术后出现膝关节疼痛、屈膝困难[4]。对于后交叉韧带保留型假体，后交叉韧带的松紧意义重大。后交叉韧带挛缩，或者胫骨截骨后倾过小，会导致膝关节屈曲时后交叉韧带张力大，影响屈膝活动度。后交叉韧带松弛，或者胫骨截骨后倾过大，屈曲位股骨相对于胫骨前移，导致后方撞击，也会影响膝关节屈曲活动度。

伸膝装置尤其是髌股关节问题往往会导致病人膝前痛、不稳定和屈膝活动受限。可能导致髌骨不稳定的手术因素有：髌骨假体外移、股骨假体内移、股骨假体内旋、胫骨假体内旋、髌骨外侧支持带松解不足等。股骨假体过大、股骨假体前移、髌骨截骨量过小、髌骨置换后厚度增加等情况会引起髌股关节应力增加，也会导致髌骨不稳定和膝前痛，从而影响屈膝活动。此外，髌骨低位（髌韧带挛缩引起的真性低位或关节线上移引起的相对低位）、髌骨周围软组织增生和撞击、髌骨未置换出现骨软骨退变等情况均有可能出现髌股关节症状而影响术后膝关节的活动度。

三、术后因素

膝关节置换术后，关节周围软组织会有不同程度的粘连。通过正确的膝关节功能锻炼，可以获得良好的活动度[5]。膝关节置换术后镇痛非常重要，疼痛控制不佳会明显影响术后功能锻炼。膝关节置换术后伤口愈合不良、关节血肿或者锻炼过量导致关节周围软组织损伤肿胀，则膝关节粘连、活动受限和僵直的发生率增大。如果发生异位骨化或广泛的纤维化，膝关节的活动度将会严重受限[6]。

膝关节置换术后假体周围感染可以有典型的关节红肿热痛症状，也可以表现为关节慢性疼痛、肿胀或者关节僵直。膝关节置换术后假体松动的病人除了膝关节疼痛症状外，往往也伴有膝关节僵直。此外，对于膝关节置换术后僵直伴有疼痛、肿胀、皮温皮色变化的病人还应考虑反射性交感神经萎缩症或复杂区域疼痛综合征的可能。

参考文献

1. Nelson CL, Kim J, Lotke PA. Stiffness after total knee arthroplasty. J Bone Joint Surg Am. 2005 Sep; 87 Suppl 1(Pt 2): 264-270.

2. Kim GK, Mortazavi SM, Parvizi J, Purtill JJ. Revision for stiffness following TKA: a predictable procedure? Knee. 2012 Aug; 19(4): 332-334.

3. Gandhi R, de Beer J, Leone J, Petruccelli D, Winemaker M, Adili A. Predictive risk factors for stiff knees in total knee arthroplasty. J Arthroplasty. 2006 Jan; 21(1): 46-52.

4. Bédard M, Vince KG, Redfern J, Collen SR. Internal rotation of the tibial component is frequent in stiff total knee arthroplasty. Clin Orthop Relat Res. 2011 Aug; 469(8): 2346-2355.

5. Cheuy VA, Foran JRH, Paxton RJ, Bade MJ, Zeni JA, Stevens-Lapsley JE. Arthrofibrosis Associated With Total Knee Arthroplasty. J Arthroplasty. 2017 Aug; 32(8): 2604-2611.

6. Board TN, Karva A, Board RE, Gambhir AK, Porter ML. The prophylaxis and treatment of heterotopic ossification following lower limb arthroplasty. J Bone Joint Surg Br. 2007 Apr; 89(4): 434-440.

病例 7.1

一、病历摘要

1. 女性，76 岁。

2. 病史

主诉："右膝关节置换术后 3 年，右膝关节疼痛、活动受限 2 年半"。

病人 3 年前行右膝关节置换术。术后半年出现右膝关节疼痛，伴活动受限，下蹲、上下楼困难，步行小于 300 米。

3. 查体

跛行步态。

右膝关节周围皮肤无发红，无肿胀。

右膝关节内侧、髌骨内外和上缘压痛。

右膝关节明显活动受限，伸直 0°，屈曲 30°。

4. 实验室检查

血常规：白细胞计数 6.93×10^9/L，中性粒细胞相对值 51.7%。

红细胞沉降率：57 mm/h。

C 反应蛋白：7.99 mg/L。

5. X 线片检查

右膝关节正、侧位 X 线片（图 7.1.1）。

下肢全长片（图 7.1.2）。

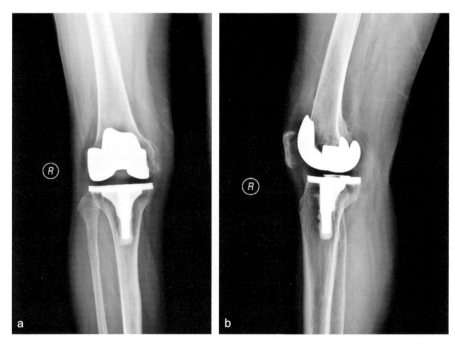

图 7.1.1　右膝关节 X 线片，(a) 正位，(b) 侧位

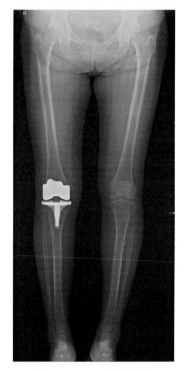

图 7.1.2　下肢全长片

二、病例分析

1. 初步评估

该病例的主要症状为膝关节置换术后疼痛、活动受限。

病史特点：病人右膝关节置换术后 3 年。术后半年就有症状，膝关节疼痛，伴活动受限。日常生活动作受影响较大，下蹲、上下楼和步行困难。

查体特点：右膝关节明显活动受限，伸直 0°，屈曲 30°。右膝关节无明显畸形。右膝关节周围皮肤无发红，无肿胀。

通过病史和查体信息，初步判断膝关节置换术后僵直。

2. X 线片检查

右膝关节正、侧位 X 线片上未发现假体周围透亮线，股骨和胫骨假体无下沉、移位。测量股骨远端外侧角 83°，胫骨近端内侧角 89°。胫骨假体后倾 3°。

下肢全长片显示下肢力线良好，无内、外翻畸形。

3. 进一步检查

右膝关节 CT（图 7.1.3）检查，显示股骨假体平行于股骨通髁轴，股骨假体旋转位置无明显异常。

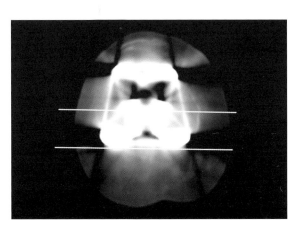

图 7.1.3　右膝关节 CT

4．诊断

右膝关节置换术后僵直。

僵直原因主要考虑膝关节周围软组织纤维粘连。

5．鉴别诊断

病人无静息痛，右膝关节周围皮肤无发红，无肿胀。实验室检查显示白细胞、C反应蛋白结果正常。膝关节感染可能性小。

病人膝关节无明显畸形，右膝关节X线片未发现假体周围透亮线，X线片和CT检查未发现假体位置异常。不支持膝关节假体松动。

6．术中所见

该病例行右膝关节翻修术。

术中所见：髌旁内侧入路切开关节囊，向外侧脱位髌骨困难。膝关节内大量瘢痕形成。行股四头肌斜切增强显露。由内向外逐渐松解、切除瘢痕。膝关节假体固定佳，无松动。

病例 7.2

一、病历摘要

1. 女性，64 岁。

2. 病史

主诉："右膝关节置换术后半年，右膝关节疼痛、活动受限半年"。

病人半年前行右膝关节置换术。术后右膝关节疼痛，屈曲活动受限，下蹲、上下楼困难。

3. 查体

右膝关节肿胀。右膝关节周围皮肤无发红。

右膝关节髌骨上缘压痛。

右膝关节明显活动受限，伸直 0°，屈曲 20°。

4. 实验室检查

血常规：白细胞计数 5.41×10^9/L，中性粒细胞相对值 49.4%。

红细胞沉降率：14 mm/h。

C 反应蛋白：3.09 mg/L。

5. X 线片检查

右膝关节正、侧位 X 线片（图 7.2.1）。

下肢全长片（图 7.2.2）。

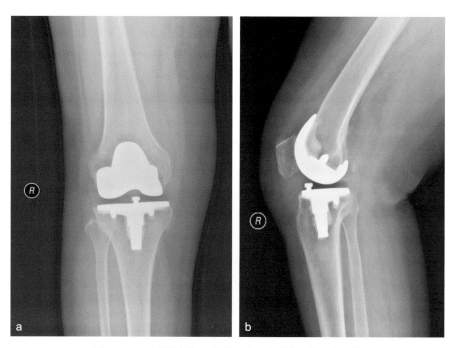

图 7.2.1　右膝关节 X 线片，（a）正位，（b）侧位

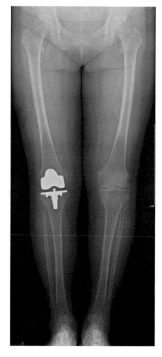

图 7.2.2　下肢全长片

二、病例分析

1. 初步评估

该病例的主要症状为右膝关节置换术后疼痛、活动受限。

病史特点：病人右膝关节置换术后半年。术后就有膝关节疼痛、屈曲活动受限症状，下蹲、上下楼困难。

查体特点：右膝关节明显活动受限，伸直0°，屈曲20°。右膝关节肿胀。右膝关节周围皮肤无发红。

通过病史和查体信息，初步判断右膝关节置换术后僵直。

2. X线片检查

右膝关节正、侧位 X 线片上未发现假体周围透亮线，股骨和胫骨假体无下沉、移位。测量股骨远端外侧角84°，胫骨近端内侧角90°。胫骨假体后倾5°。

下肢全长片显示下肢力线良好，无内、外翻畸形。

3. 进一步检查

右膝关节 CT（图7.2.3）检查，显示股骨假体相对于股骨通髁轴内旋5°。

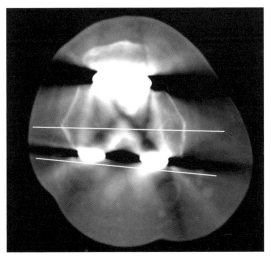

图 7.2.3　右膝关节 CT

4．诊断

右膝关节置换术后僵直。

僵直原因除了膝关节周围软组织纤维粘连，还可能与股骨假体内旋有关。

5．鉴别诊断

病人无静息痛，右膝关节周围皮肤无发红。实验室检查显示白细胞、红细胞沉降率、C 反应蛋白结果正常。基本除外膝关节感染。

膝关节正、侧位 X 线片显示股骨和胫骨假体无移位，假体周围未见明显透亮线，不支持膝关节假体松动。

6．术中所见

该病例行右膝关节翻修术。

术中所见：股四头肌腱瘢痕组织，膝关节滑膜增生严重，股骨假体明显内旋。膝关节假体无松动。

病例 7.3

一、病历摘要

1. 女性，51 岁。

2. 病史

主诉："右膝关节置换术后 1 年半，右膝关节疼痛、活动受限 1 年半"。

病人 1 年半前行右膝关节置换术。术后右膝关节疼痛，膝关节屈曲畸形。膝关节负重痛，下蹲、上下楼困难，需扶拐杖行走。术后曾行膝关节镜下松解术，效果欠佳。

病人在初次膝关节置换术前有"右胫骨平台骨折""右膝关节镜手术"病史。

3. 查体

扶双拐行走。

右膝关节周围皮肤无发红，无肿胀。右膝关节屈曲畸形。

右膝关节内、外侧压痛。

右膝关节明显活动受限，伸直 -20°，屈曲 70°。

4. 实验室检查

血常规：白细胞计数 5.35×10^9/L，中性粒细胞相对值 49.9%。

红细胞沉降率：27 mm/h。

C 反应蛋白：1.33 mg/L。

5. X 线片检查

右膝关节正、侧位 X 线片（图 7.3.1）。

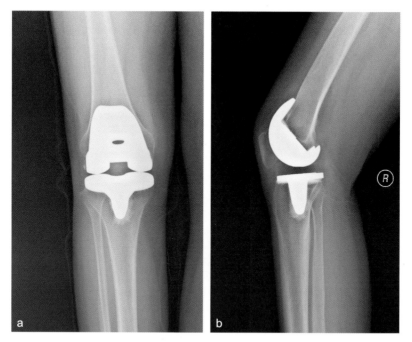

图 7.3.1　右膝关节 X 线片，（a）正位，（b）侧位

二、病例分析

1．初步评估

该病例的主要症状为右膝关节置换术后疼痛、活动受限。

病史特点：病人右膝关节置换术后 1 年半。术后就有膝关节疼痛、活动受限。膝关节屈曲畸形，下蹲、上下楼困难。在初次膝关节置换术前有"右胫骨平台骨折""右膝关节镜手术"病史。

查体特点：右膝关节明显活动受限，伸直 -20°，屈曲 70°。右膝关节周围皮肤无发红，无肿胀。右膝关节屈曲畸形。

通过病史和查体信息，初步判断膝关节置换术后僵直。

2．X 线片检查

右膝关节正、侧位 X 线片上未见股骨和胫骨假体周围透亮线，未见假体移位。

右膝关节侧位X线片显示假体位置不正，股骨假体过伸5°，胫骨假体前倾5°，髌骨低位。

3．进一步检查

右膝关节X线断层摄影片（图7.3.2）检查，未见假体周围透亮线，未见假体移位。

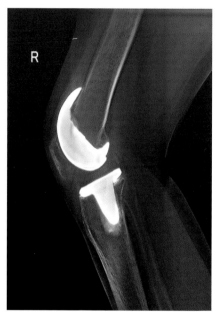

图 7.3.2　右膝关节 X 线断层摄影片

4．诊断

右膝关节置换术后僵直。

僵直原因除了膝关节周围软组织纤维粘连，还可能与膝关节创伤及手术病史、膝关节假体位置不良有关。

5．鉴别诊断

病人无静息痛，右膝关节周围皮肤无发红，无肿胀。实验室检查显示白细胞、C反应蛋白结果正常。感染可能性小。

膝关节X线片及X线断层摄影片上未见假体周围透亮线，未见假体移位，不支持假体松动。

6．术中所见

该病例行右膝关节翻修术。

术中所见：髌旁内侧入路切开关节囊，清除关节腔内瘢痕组织。骨刀分离股骨、胫骨假体与骨水泥界面，取出两侧金属假体，未见明显骨缺损。

第八章　膝关节置换术后伸膝装置问题

伸膝装置包括股四头肌、髌骨和髌韧带。膝关节置换术后伸膝装置问题主要有：髌骨不稳定、髌骨骨折、膝前软组织撞击、股四头肌腱断裂、髌韧带断裂等。常见的临床症状有膝前痛、膝关节肿胀、膝关节不稳定、伸膝迟滞、伸膝不能。

Kelly G. Vince 将人工膝关节置换术后的失败模式分为 8 类：感染、伸膝装置缺陷、僵直、胫股关节不稳定、髌骨轨迹不良、假体松动、假体周围骨折、假体损坏。伸膝装置缺陷，指伸膝装置功能丧失（如伸膝装置断裂）或效能减低（如髌骨切除术后）。髌骨轨迹不良，表现为髌骨脱位或半脱位。往往伴有股骨、胫骨假体的位置异常或旋转异常[1]。

有报道显示，在膝关节置换术后并发症中，髌股关节问题几乎占据一半左右。虽然因髌股关节并发症而翻修的比例不高，但对膝关节功能和病人满意度的影响较大。同样，伸膝装置断裂的发生率虽然很低，但是一旦发生，处理起来非常困难，预后通常不佳[2]。

一、髌股关节并发症

膝关节置换术后髌股关节并发症的发生与膝关节假体设计、假体安放和软组织平衡技术有关。

股骨假体的滑车设计与髌骨并发症有很大关系。滑车的深浅和方向会影响髌股关节应力和髌骨轨迹。股骨假体滑车设计不良会增加髌骨撞击与骨折的风险。

早期后稳定型膝关节假体股骨髁间窝的设计容易出现髌骨弹响综合征[3]。当膝关节屈曲 60°～45° 时，髌上滑膜或纤维增生结节会嵌入股骨髁间窝内，随着伸膝动作，出现髌骨弹跳和疼痛。

股骨假体内旋、胫骨假体内旋以及股骨假体内移都会影响髌骨轨迹，引起髌骨倾斜、半脱位或脱位[4]。股骨假体内旋增加了髌骨外侧支持带的张力，同时使得股骨滑车内移，引起髌骨不稳定。胫骨假体内旋导致胫骨结节相对外移，增大了 Q 角，引起髌骨不稳定。股骨假体内移放置使得股骨滑车也内移，引起髌骨不稳定。

髌骨低位会导致髌骨与胫骨假体撞击、髌韧带损伤、髌骨骨折、膝前痛和膝关节屈曲受限。膝关节置换术后髌韧带挛缩引起髌骨真性低位，而关节线上移引起髌骨相对低位。关节线上移的常见原因是股骨远端截骨过大，为了平衡伸直间隙使用厚的胫骨垫片，使得关节线上移。使用厚的胫骨垫片，除了会导致髌骨相对低位，还会影响膝关节屈曲间隙，导致膝关节屈曲受限。如果增加股骨后髁截骨并选择小号假体来平衡屈伸间隙，有可能出现膝关节中度屈曲位不稳定。

髌骨并发症容易出现在膝外翻的病人。膝外翻的病人除了骨性畸形之外，还有膝关节外侧软组织紧张、内侧软组织松弛和髌骨外侧半脱位或脱位的解剖特点。在初次膝关节置换手术时，要特别重视截骨、软组织平衡和髌骨的处理。如果下肢力线矫正不够，外侧软组织松解不足，术后很容易残留髌骨不稳定。

二、伸膝装置断裂

伸膝装置断裂可以发生于股四头肌腱、髌骨和髌韧带。

股四头肌腱断裂非常少见 [5]。据报道，股四头肌腱断裂的危险因素包括肥胖、糖尿病、慢性肾衰竭、类风湿关节炎等。初次膝关节置换手术时，髌旁内侧入路不准确、髌骨骨质去除过多、髌周软组织松解过度均会增加股四头肌腱断裂的风险。

髌骨骨折多发生于表面置换的髌骨。髌骨骨折的危险因素包括病人、假体和手术因素 [6]。研究发现，男性和高体重指数是髌骨骨折的危险因素，可能与病人的股四头肌力量和髌股关节应力大有关。不友好的股骨滑车设计和髌骨单一中央柱设计会增加髌骨骨折的风险。手术技术与髌骨骨折的发生密切相关。髌骨截骨量过大，剩余髌骨不足 12 mm，骨折的风险增大。髌骨假体尺寸过小，髌骨骨床外露过多也容易发生骨折。股骨假体内旋、胫骨假体内旋以及股骨假体内移会影响髌骨轨迹、增大 Q 角、增加髌骨外侧支持带的张力，引起髌骨不稳定、髌股关节应力增大，骨折的风险增大。其他危险因素还有髌骨缺血性坏死，可能与广泛的髌骨外侧支持带松解有关。

髌韧带断裂可以是韧带断裂或止点撕脱骨折。髌韧带断裂通常发生于膝关节置换术中，尤其是在复杂膝关节（如僵直膝）和翻修膝关节手术中。此外，髌骨低位、既往胫骨结节手术史也是髌韧带断裂的危险因素。对这些病例，术中要特别注意保护伸膝装置，可以使用内侧松解、胫骨外旋、髌骨不翻转、钢针保护髌韧带等措施来降低髌韧带断裂的风险。

参考文献

1. Vince KG. The problem total knee replacement: systematic, comprehensive and efficient evaluation. Bone Joint J. 2014 Nov; 96-B(11 Supple A): 105-111.

2. Rosenberg AG. Management of extensor mechanism rupture after TKA. J Bone Joint Surg Br. 2012 Nov; 94(11 Suppl A): 116-119.

3. Costanzo JA, Aynardi MC, Peters JD, Kopolovich DM, Purtill JJ. Patellar clunk syndrome after total knee arthroplasty; risk factors and functional outcomes of arthroscopic treatment. J Arthroplasty. 2014 Sep; 29(9 Suppl): 201-204.

4. Bédard M, Vince KG, Redfern J, Collen SR. Internal rotation of the tibial component is frequent in stiff total knee arthroplasty. Clin Orthop Relat Res. 2011 Aug; 469(8): 2346-2355.

5. Bonnin M, Lustig S, Huten D. Extensor tendon ruptures after total knee arthroplasty. Orthop Traumatol Surg Res. 2016 Feb; 102(1 Suppl): S21-31.

6. Parvizi J, Kim KI, Oliashirazi A, Ong A, Sharkey PF. Periprosthetic patellar fractures. Clin Orthop Relat Res. 2006 May; 446: 161-166.

病例 8.1

一、病历摘要

1. 女性，65 岁。

2. 病史

主诉："左膝关节置换术后 9 个月，左膝关节疼痛伴行走不稳 6 个月"。

病人 9 个月前行左膝关节置换术。术后行走时膝关节弹响，伴膝关节轻度疼痛，未特殊处理。6 个月前出现行走不稳，无力，下蹲困难，活动受限。症状逐渐进展。

3. 查体

跛行。

左膝关节屈曲畸形。左膝关节周围皮肤无发红，轻度肿胀。

左膝关节内侧、髌骨上缘压痛。

左膝前空虚，髌骨外移。

左膝关节伸直 -5°，屈曲 100°。

左膝关节外翻应力试验（+）。

4. 实验室检查

血常规：白细胞计数 5.61×10^9/L，中性粒细胞相对值 68.6%。

红细胞沉降率：10 mm/h。

C 反应蛋白：4.63 mg/L。

5. X 线片检查

左膝关节正、侧位和髌骨轴位 X 线片（图 8.1.1）。

下肢全长片（图 8.1.2）。

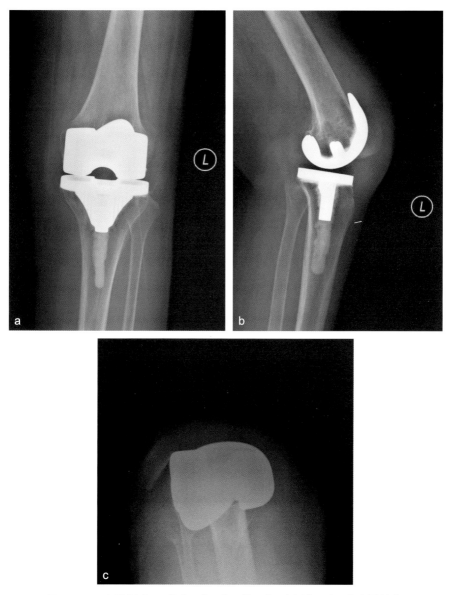

图 8.1.1 左膝关节 X 线片，(a) 正位，(b) 侧位，(c) 髌骨轴位

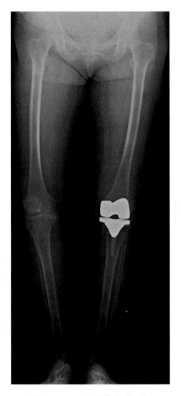

图 8.1.2　下肢全长片

二、病例分析

1. 初步评估

该病例的主要症状为膝关节置换术后疼痛、行走不稳。

病史特点：病人左膝关节置换术后 9 个月。术后行走时膝关节弹响，膝关节疼痛，行走不稳，无力。

查体特点：左膝关节屈曲畸形，左膝关节内侧、髌骨上缘压痛，左膝前空虚，髌骨外移，左膝关节外翻应力试验（＋）。

通过病史和查体信息，初步判断膝关节置换术后伸直位内侧不稳定，髌骨脱位。

2．X 线片检查

左膝关节正、侧位 X 线片上未见假体周围透亮线，未见股骨假体和胫骨假体下沉、移位。

髌骨轴位 X 线片上可以发现髌骨外侧脱位。

下肢全长片显示下肢力线尚好，轻度膝内翻。

3．诊断

左膝关节置换术后不稳定，髌骨脱位。

4．鉴别诊断

病人无静息痛，无夜间痛。左膝关节皮肤无发红。实验室检查显示白细胞、红细胞沉降率、C 反应蛋白结果正常。基本除外膝关节感染。

膝关节正、侧位 X 线片显示股骨假体和胫骨假体无移位，假体周围未见明显透亮线，提示膝关节假体无松动。

5．术中所见

该病例行左膝关节翻修术。

术中所见：左膝关节不稳定，髌骨脱位，股内侧肌薄弱，股中间肌外移。膝关节内侧副韧带松弛，外侧副韧带紧张。股骨和胫骨假体未见明确松动。

病例 8.2

一、病历摘要

1．女性，77 岁。

2．病史

主诉："右膝关节置换术后 10 年，右膝关节疼痛伴活动受限 1 年"。

病人 10 年前行右膝关节置换术。术后恢复良好。近 1 年来出现右膝关节疼痛，伴活动受限。症状逐渐加重，活动明显受限，无法行走。

3．查体

坐平车推入。

右膝关节肿胀，膝关节周围皮肤无发红。

右膝关节内、外侧压痛。

右膝关节主动伸膝无力，屈曲 60°。

右膝关节内、外侧方应力试验（＋）。

4．实验室检查

血常规：白细胞计数 7.07×10^9/L，中性粒细胞相对值 51.2%。

红细胞沉降率：4 mm/h。

C 反应蛋白：3.59 mg/L。

5．X 线片检查

右膝关节正、侧位 X 线片（图 8.2.1）。

下肢全长片（图 8.2.2）。

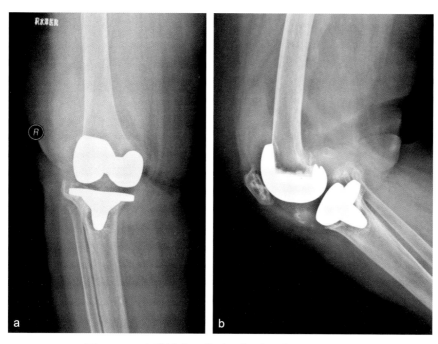

图 8.2.1　右膝关节 X 线片，（a）正位，（b）侧位

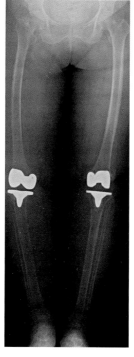

图 8.2.2　下肢全长片

二、病例分析

1. 初步评估

该病例的主要症状为右膝关节置换术后疼痛伴活动受限。

病史特点：病人右膝关节置换术后 10 年，术后恢复良好。近 1 年来出现右膝关节疼痛，伴活动受限。症状逐渐加重，无法行走。

查体特点：病人行走受限，坐平车推入。右膝关节肿胀，膝关节周围皮肤无发红。右膝关节内、外侧压痛，右膝关节内、外侧方应力试验（＋），主动伸膝无力。

通过病史和查体信息，初步判断右膝关节置换术后不稳定，伸膝装置功能障碍。

2. X 线片检查

右膝关节正、侧位 X 线片上可以发现，胫骨假体周围连续透亮线，胫骨平台塌陷，胫骨假体下沉、内翻，移位明显。髌韧带胫骨结节止点碎裂、向近端移位。

下肢全长片显示下肢力线不正，胫骨假体内翻，膝关节明显内翻畸形。

3. 进一步检查

右膝关节 X 线断层摄影片（图 8.2.3）检查，发现胫骨假体周围透亮线，胫骨平台塌陷，胫骨假体下沉、内翻，明显移位。髌韧带胫骨结节止点碎裂、向近端移位。

4. 诊断

右膝关节置换术后假体松动，膝关节不稳定，髌韧带断裂。

5. 鉴别诊断

病人无静息痛，右膝关节周围皮肤无发红。实验室检查显示白细胞、红细胞沉降率、C 反应蛋白结果正常。术前右膝关节穿刺检查，穿刺液培养未生长细菌。膝关节感染可能性小。

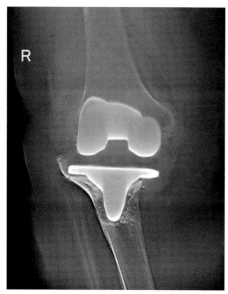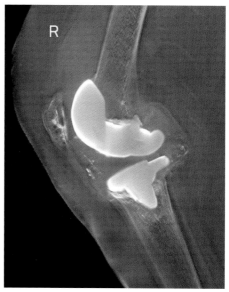

图 8.2.3 右膝关节 X 线断层摄影片

6. 术中所见

该病例行右膝关节翻修术。

术中所见：右膝关节不稳定，膝关节假体松动，髌韧带远端薄弱、缺损，有碎裂骨质。

第九章　膝关节置换术后假体周围骨折

膝关节置换术后假体周围骨折通常指距膝关节线 15 cm 以内或距假体髓内柄 5 cm 以内的骨折。可以发生于股骨、胫骨和髌骨。

据报道，膝关节置换术后假体周围骨折的发生率在 0.2% ~ 2.5%。其中，股骨假体周围骨折最为常见，其次是胫骨假体周围骨折，而髌骨假体周围骨折比较少见。

膝关节假体周围骨折常见的危险因素有：高龄、女性、骨质疏松、类风湿关节炎、僵直膝、内科疾病（如糖尿病、心脏病、神经系统疾病等）、限制性假体、力线不良、股骨前皮质损伤、翻修手术等[1]。

根据骨折部位与膝关节假体距离远近、骨折有无移位、膝关节假体有无松动、膝关节假体周围骨质好坏等特点，可以对膝关节假体周围骨折进行分型，以指导治疗方案的选择和预后的判断[2]。

一、股骨假体周围骨折

Lewis 和 Rorabeck 分型[3]：共 3 型。Ⅰ型，骨折无移位，假体稳定；Ⅱ型，骨折移位，假体稳定；Ⅲ型，假体松动，骨折移位或无移位。

Ⅰ型骨折可以选择保守治疗，Ⅱ型骨折可以选择闭合复位髓内钉固定或者切开复位内固定手术，Ⅲ型骨折可以选择带延长杆的膝关节假体翻修或结构性植骨手术。

DiGioia 和 Rubash 认为股骨假体周围骨折的分型系统应该考虑骨折移位程度、粉碎程度和骨折部位与特点[4]。改良的 Neer 分型基于骨折移位程度分为 3 型：Ⅰ型，关节外骨折，无移位（小于 5 mm 移位和 5° 成角）；Ⅱ型，关节外骨折，移位（超过 5 mm 移位或 5° 成角）；Ⅲ型，骨折严重移位（皮质骨接触缺失、超过 10° 成角），可能累及髁间。骨折粉碎程度分为轻度（至少 50% 的皮质骨接触）和重度（小于 50% 的皮质骨接触）。可接受的骨折对位指标：小于 5 mm 的移位、小于 5° ~ 10° 的成角、轻度旋转和小于 1 cm

的短缩。

二、胫骨假体周围骨折

Felix 分型[5]：首先根据骨折的解剖部位以及骨折与假体的位置关系将胫骨假体周围骨折分为 4 型。Ⅰ型，骨折位于胫骨平台，胫骨平台压缩或劈裂骨折，累及到假体和骨的界面；Ⅱ型，骨折位于胫骨干骺端或骨干近端，邻近胫骨假体柄；Ⅲ型，骨折位于胫骨干，在胫骨假体以远；Ⅳ型，骨折位于胫骨结节，胫骨结节撕脱骨折。在此基础上，根据假体是否松动、是否发生在术中将各型骨折再进一步分为 A（假体固定良好）、B（假体松动）和 C（术中骨折）。

对于ⅠA 型骨折，可以选择支具、石膏或保护下负重等保守治疗。对于ⅠB 型骨折，最好选择膝关节翻修手术。对于ⅡA、ⅢA 型骨折，如果骨折无移位，可以选择支具、石膏或保护下负重等保守治疗；如果骨折移位，可以选择闭合复位石膏固定或切开复位内固定。对于ⅡB 型骨折，最好选择膝关节翻修手术。对于ⅢB 型骨折，可以选择先处理骨折再进行膝关节翻修手术或者使用带延长杆的膝关节假体进行翻修。

对于ⅠC 型骨折，如果骨折稳定，可以选择支具或保护下负重等保守治疗；如果骨折不稳定，可以选择螺钉固定或带延长杆的假体。对于ⅡC 型骨折，如果骨折稳定，可以选择支具或保护下负重等保守治疗；如果骨折不稳定，可以选择植骨或带延长杆的假体。对于ⅢC 型骨折，如果骨折稳定、力线良好，可以选择制动或保护下负重等保守治疗；如果骨折不稳定，可以选择闭合复位石膏固定或切开复位内固定。

Ⅳ型骨折通常假体稳定，如果骨折无移位，可以伸膝位制动治疗；如果骨折移位，可以切开复位内固定治疗。

三、髌骨假体周围骨折

Ortiguera 和 Berry 分型[6]：共 3 型。Ⅰ型，假体稳定，伸膝装置连续；Ⅱ型，伸膝装置断裂；Ⅲ型，髌骨假体松动，伸膝装置连续。根据髌骨剩余骨质好坏将Ⅲ型进一步分为Ⅲa 型（髌骨剩余骨质尚好）和Ⅲb 型（髌骨剩余骨质差，如髌骨厚度小于 10 mm 或者髌骨粉碎骨折导致无法固定或再次置换）。

Ⅰ型骨折可以选择保守治疗。Ⅱ型骨折通常需要手术治疗以恢复伸膝功能。手术方案包括切开复位内固定、髌骨部分切除或全切术、髌骨推移、伸膝装置修补等。Ⅲ型骨折通常也需要手术治疗。对于Ⅲa型骨折，可以选择髌骨假体翻修，或者去除髌骨假体，行髌骨成形术；对于Ⅲb型骨折，可以去除髌骨假体，行髌骨部分切除或全切术。

参考文献

1. Canton G, Ratti C, Fattori R, Hoxhaj B, Murena L. Periprosthetic knee fractures. A review of epidemiology, risk factors, diagnosis, management and outcome. Acta Biomed. 2017 Jun 7; 88(2 -S): 118-128.

2. Konan S, Sandiford N, Unno F, Masri BS, Garbuz DS, Duncan CP. Periprosthetic fractures associated with total knee arthroplasty: an update. Bone Joint J. 2016 Nov; 98-B(11): 1489-1496.

3. Rorabeck CH, Taylor JW. Classification of periprosthetic fractures complicating total knee arthroplasty. Orthop Clin North Am. 1999 Apr; 30(2): 209-214.

4. DiGioia AM 3rd, Rubash HE. Periprosthetic fractures of the femur after total knee arthroplasty. A literature review and treatment algorithm. Clin Orthop Relat Res. 1991 Oct; (271): 135-142.

5. Felix NA, Stuart MJ, Hanssen AD. Periprosthetic fractures of the tibia associated with total knee arthroplasty. Clin Orthop Relat Res. 1997 Dec; (345): 113-124.

6. Ortiguera CJ, Berry DJ. Patellar fracture after total knee arthroplasty. J Bone Joint Surg Am. 2002 Apr; 84-A(4): 532-540.

病例 9.1

一、病历摘要

1. 女性，61 岁。

2. 病史

主诉："左膝关节置换术后 4 年，摔伤后左膝关节疼痛、活动受限 5 天"。

病人 4 年前行左膝关节置换术。术后恢复良好。5 天前不慎摔倒后出现左膝关节疼痛、活动受限。于外院检查发现左膝关节骨折，给予制动和对症治疗。

3. 查体

坐轮椅推入，左下肢支具固定。

左膝关节肿胀，皮肤无发红，无渗出。

左膝关节压痛。

左膝关节惧痛，活动受限。

下肢无感觉减退，足背动脉搏动可触及。

4. 实验室检查

血常规：白细胞计数 7.84×10^9/L，中性粒细胞相对值 66.7%。

红细胞沉降率：30 mm/h。

C 反应蛋白：30.60 mg/L。

5. X 线片检查

左膝关节正、侧位 X 线片（图 9.1.1）。

下肢全长片（图 9.1.2）。

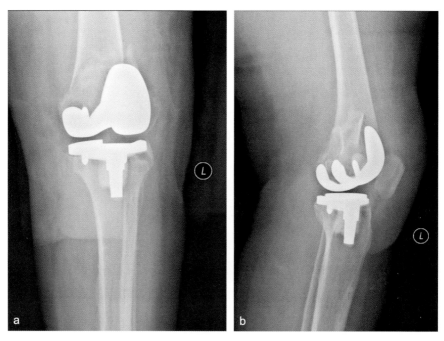

图9.1.1　左膝关节X线片，（a）正位，（b）侧位

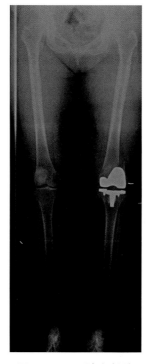

图9.1.2　下肢全长片

二、病例分析

1．初步评估

该病例的主要症状为摔伤后左膝关节疼痛、活动受限。

病史特点：病人左膝关节置换术后 4 年，术后恢复良好。5 天前不慎摔倒后出现左膝关节疼痛、活动受限。

查体特点：左膝关节肿胀，局部压痛，左膝关节惧痛，活动受限。下肢无感觉减退，足背动脉搏动可触及。

通过病史和查体信息，初步判断膝关节置换术后创伤，假体周围骨折、膝关节脱位、假体松动可能。

2．X 线片检查

左膝关节正、侧位 X 线片上可以发现，股骨髁上骨折，骨折端有移位，股骨假体周围无透亮线，未见松动表现。

左膝关节 X 线片未见胫骨假体周围透亮线，未见骨折征象，未见髌骨骨折。

3．进一步检查

左膝关节 CT（图 9.1.3）检查，证实股骨髁上骨折，骨折端移位明显。未见假体松动表现。

4．诊断

左膝关节置换术后股骨假体周围骨折。

Lewis 和 Rorabeck 分型 II 型（骨折移位，假体稳定）。

5．鉴别诊断

膝关节 X 线片和膝关节 CT 未见股骨和胫骨假体移位，假体周围未见明显透亮线，膝关节假体松动可能性小。

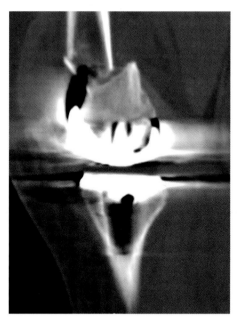

图 9.1.3　左膝关节 CT

6. 术中所见

该病例行左股骨髁上骨折切开复位内固定术。

术中所见：股骨髁上骨折，骨折端移位，测试膝关节假体无明确松动迹象。

病例 9.2

一、病历摘要

1. 女性，61 岁。

2. 病史

主诉："右膝关节置换术后 6 年，摔伤后右膝关节疼痛、活动受限 10 天"。

病人 6 年前行右膝关节置换术。术后恢复良好。10 天前不慎摔倒后出现右膝关节疼痛、肿胀伴活动受限。于外院检查发现右膝关节骨折，给予制动治疗。

3. 查体

坐平车推入，右下肢石膏托固定。

右膝关节轻度肿胀，右膝关节周围皮肤无发红。

右膝关节及小腿上段压痛。

右膝关节惧痛，活动受限。

下肢无水肿，无感觉减退，足背动脉搏动可触及。

4. 实验室检查

血常规：白细胞计数 4.92×10^9/L，中性粒细胞相对值 73.2%。

红细胞沉降率：69 mm/h。

C 反应蛋白：9.30 mg/L。

5. X 线片检查

左膝关节正、侧位 X 线片（图 9.2.1）。

下肢全长片（图 9.2.2）。

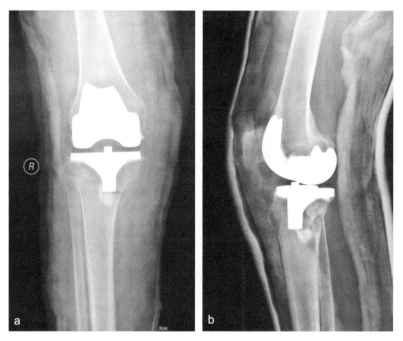

图 9.2.1　左膝关节 X 线片,(a)正位,(b)侧位

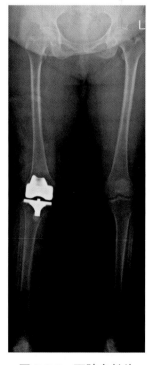

图 9.2.2　下肢全长片

二、病例分析

1. 初步评估

该病例的主要症状为摔伤后右膝关节疼痛、活动受限。

病史特点：病人右膝关节置换术后 6 年，术后恢复良好。10 天前不慎摔倒后出现右膝关节疼痛、肿胀伴活动受限。

查体特点：右膝关节及小腿上段压痛。右膝关节惧痛，活动受限。右膝关节轻度肿胀，右膝关节周围皮肤无发红。下肢无水肿，无感觉减退，足背动脉搏动可触及。

通过病史和查体信息，初步判断膝关节置换术后创伤，假体周围骨折、膝关节脱位、假体松动可能。

2. X 线片检查

右膝关节正、侧位 X 线片上可以发现，胫骨上端骨折，邻近胫骨假体柄，骨折端有轻度移位，胫骨假体周围无透亮线，未见松动表现。

右膝关节 X 线片未见股骨假体周围透亮线，未见骨折征象，未见髌骨骨折。

3. 进一步检查

右膝关节 CT（图 9.2.3）检查，证实胫骨上端骨折，邻近胫骨假体柄，骨折端移位不明显，未见假体松动表现。

4. 诊断

右膝关节置换术后胫骨假体周围骨折。

Felix 分型 ⅡA 型（骨折位于胫骨干骺端，邻近胫骨假体柄，假体固定良好）。

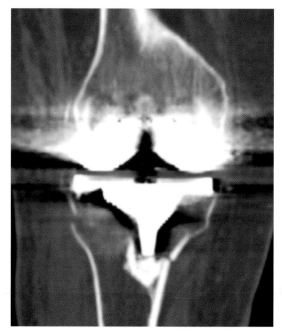

图 9.2.3　右膝关节 CT

5. 鉴别诊断

膝关节 X 线片和膝关节 CT 未见股骨和胫骨假体移位，假体周围未见明显透亮线，膝关节假体松动可能性小。

6. 该病例行非手术治疗，石膏外固定。